GU RATGEBER GESUNDHEIT

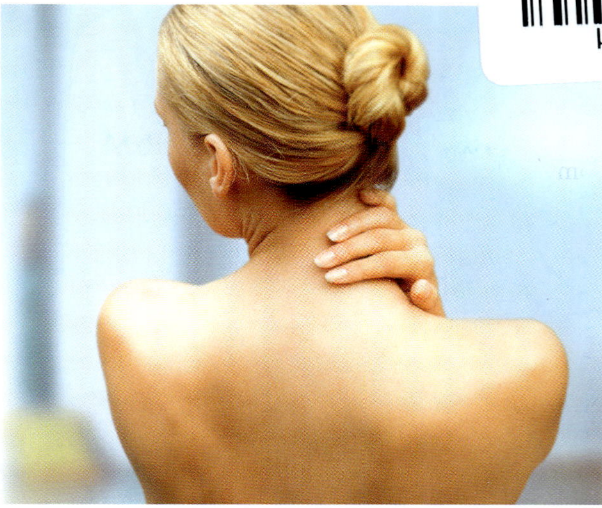

DR. MED. SIEGBERT TEMPELHOF

Fibromyalgie

Schmerzen lindern – besser leben

- Alle Fakten über die rätselhafte Krankheit
- Wirksame naturheilkundliche Anwendungen
- Extra: Spezielle Bewegungsübungen

GU

Inhalt

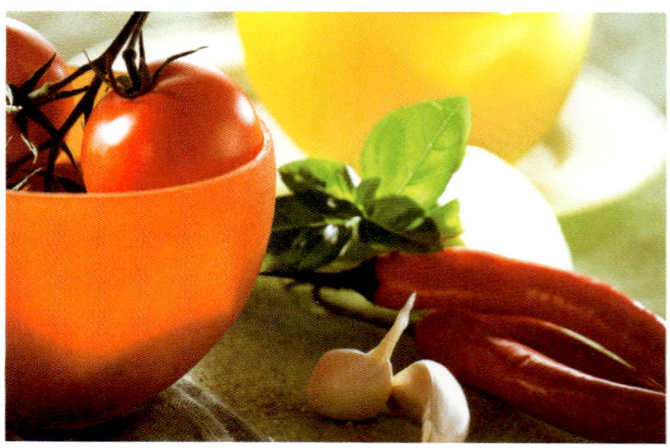

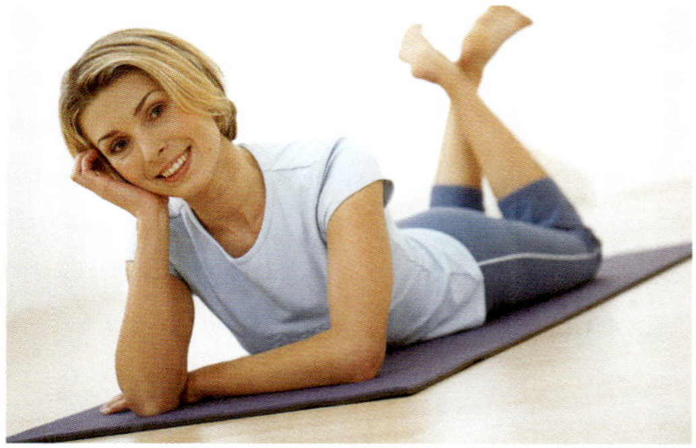

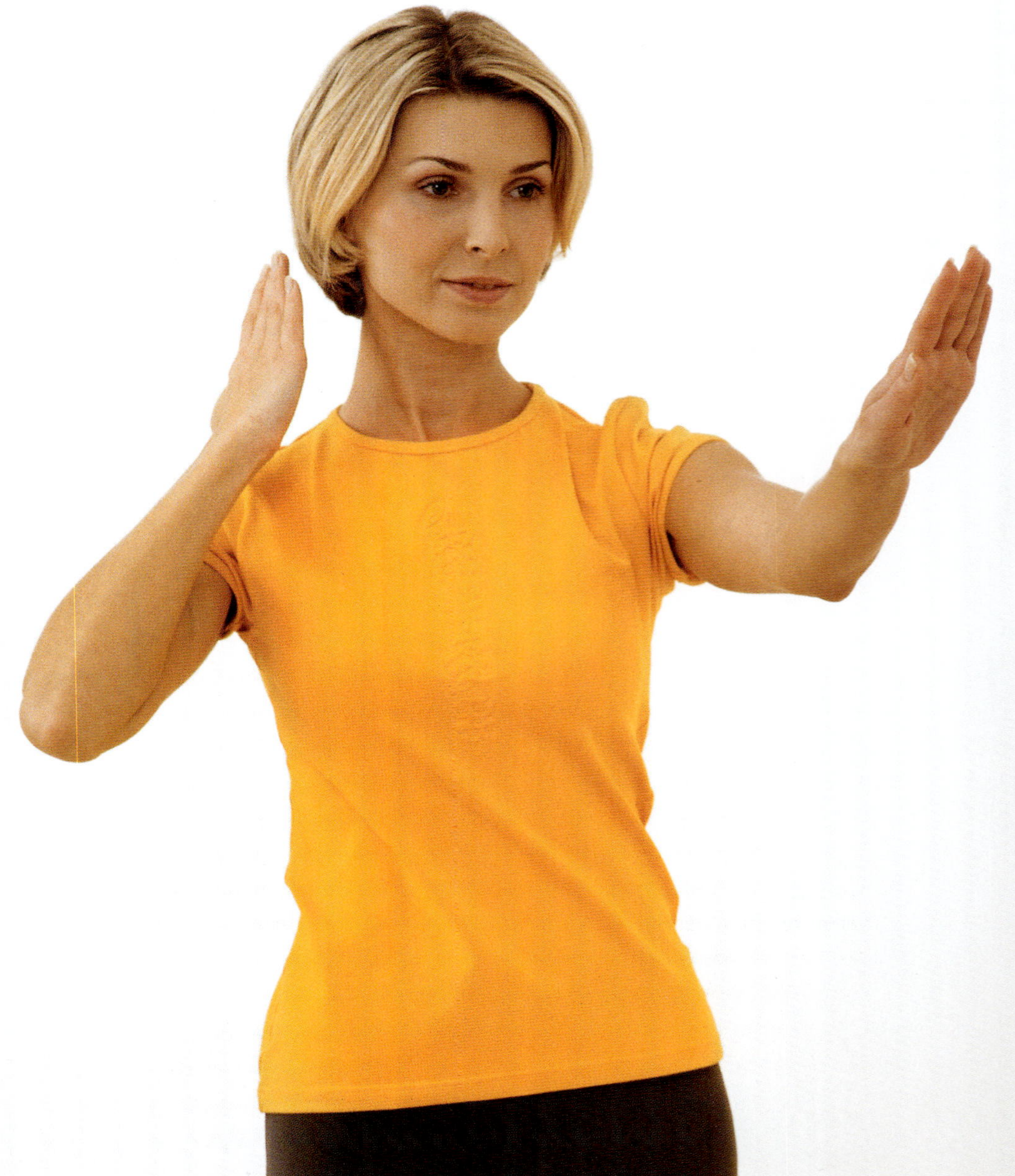

Zwei Worte zuvor

Sie halten dieses Buch in den Händen, um etwas mehr über die Krankheit Fibromyalgie zu erfahren.
Obwohl das Krankheitsbild »Fibromyalgie« bereits seit über 10 Jahren definiert ist, sind selbst medizinische Fachkreise oftmals weniger gut informiert, als es für den Betroffenen wünschenswert wäre.
Bevor die Diagnose »Fibromyalgie« gestellt wird, haben die Erkrankten oft eine lange, frustrierende Odyssee in Form von Arztbesuchen hinter sich, denn trotz der quälenden Schmerzen im ganzen Bewegungsapparat ist der körperliche Befund meist völlig normal. Das bringt den Arzt, der nicht mit dem Krankheitsbild vertraut ist, oft in Verwirrung. Es werden unnötige Untersuchungen angeordnet, wodurch der Patient verunsichert und psychisch belastet wird. Trotzdem ist die Fibromyalgie keine exotische Ausnahmeerscheinung und schon gar kein eingebildetes Leiden.
Die Lektüre dieses Buches soll jedem Fibromyalgie-Patienten und Interessierten helfen, das Verständnis für diese Erkrankung zu fördern. Es zeigt viele Wege zur Besserung des quälenden Schmerzzustandes und ihrer Begleiterscheinungen.
Wir bedanken uns bei Herrn Dr. Tempelhof.

Margarete Röther
1. Vorsitzende Deutsche Fibromyalgie Vereinigung (DFV) e.V.

Obwohl Millionen Menschen von der Fibromyalgie betroffen sind, herrscht immer noch eine große Unsicherheit bei Ärzten und Patienten über dieses Krankheitsbild. Dieser Ratgeber will Ihnen Aufklärung, Verständnis, Hilfe und natürlich wirkungsvolle Therapiemöglichkeiten vermitteln. Ein besonderes Gewicht liegt auf dem Selbstbehandlungsprogramm, das sich gerade für die Fibromyalgie als besonders günstig erwiesen hat. Es besteht durchaus eine berechtigte Hoffnung auf eine deutliche Beschwerdenbesserung. Auch wenn komplette Heilungen leider die Ausnahme darstellen, sind Schmerzreduzierung und Verbesserung der Lebensqualität mithilfe sinnvoller Therapien durchaus realistisch zu erreichen.

Dr. med. Siegbert Tempelhof

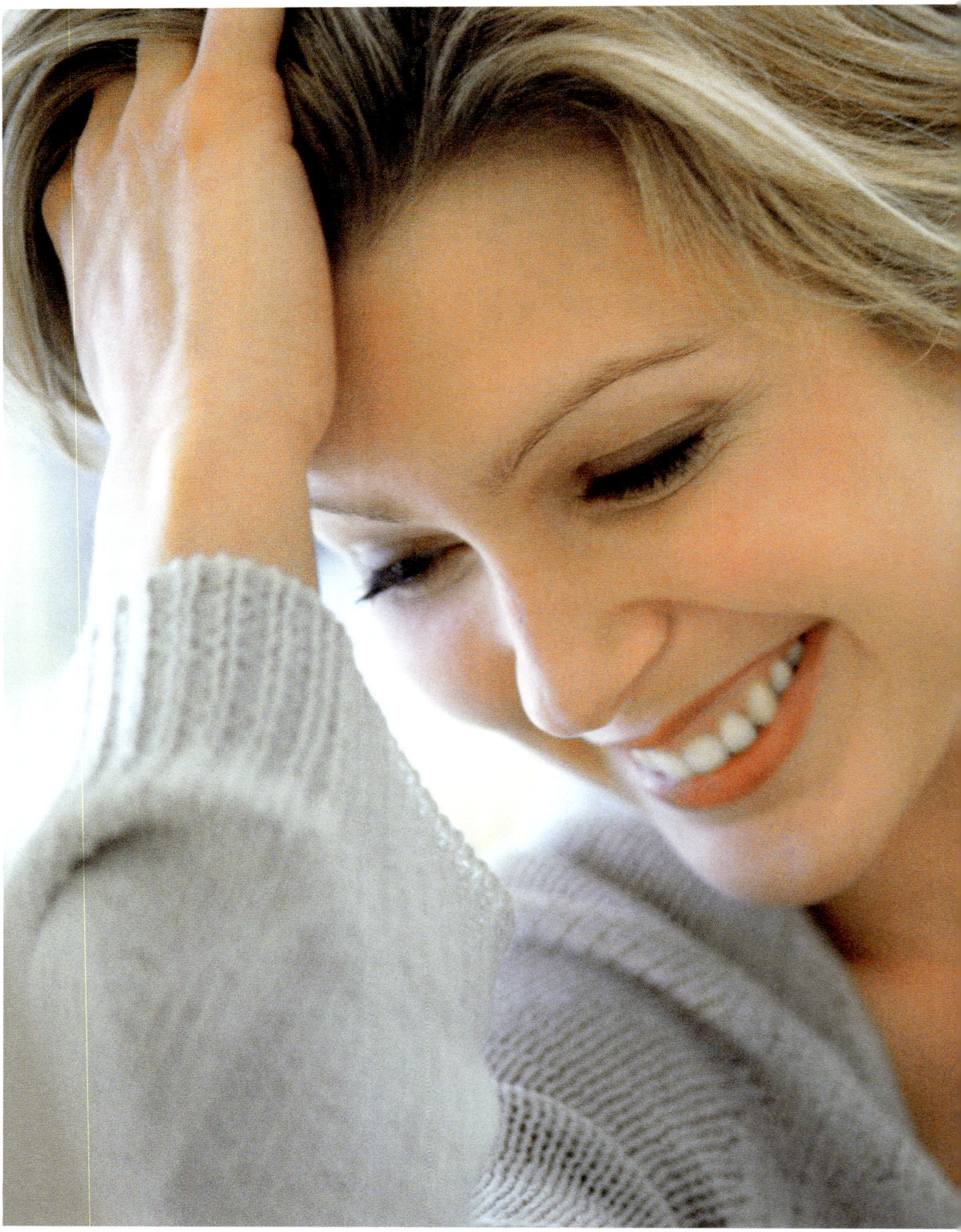

Fibromyalgie – rätselhafte Krankheit

Muskelschmerzen, Müdigkeit, Erschöpfung – diese Symptome kennzeichnen am prägnantesten ein über Jahrzehnte umstrittenes Krankheitsbild, die Fibromyalgie. Auch heute noch wird sie verkannt und gibt viele Rätsel auf. Die Betroffenen weisen eine lange Leidensgeschichte auf, bevor die richtige Diagnose gestellt und eine geeignete Therapie eingeleitet werden kann. In den letzten Jahren hat sich das Wissen um die Fibromyalgie und ihre Behandlung aufgrund ausgedehnter Forschungen deutlich erhöht.

Schwierige Definition einer Krankheit

Der Begriff »Fibromyalgie« bezeichnet kein einheitliches Krankheitsbild, sondern ist als Überbegriff einer Fülle verschiedener Krankheitsbilder aufzufassen. Es bestehen vielfältige Überlappungen mit anderen Erkrankungen.

Woran Fibromyalgie-Patienten leiden

Jeder Patient hat individuelle Symptome

Die Liste der möglichen Krankheitszeichen ist sehr lang. Vor allem hat jeder Patient eine individuelle Form der Fibromyalgie, die sich kaum mit der anderer Patienten vergleichen lässt. Es gibt aber eine Reihe von Symptomen (Krankheitszeichen), die man bei allen Patienten in unterschiedlicher Ausprägung wiederfindet. Dies sind quälende Muskelschmerzen, Müdigkeit, Erschöpfung, Schlafstörungen und zeitweilige depressive Verstimmungen (zu weiteren Symptomen siehe Seite 17). Charakteristisch für die Fibromyalgie sind fehlende Untersuchungsverfahren, mit denen man die Erkrankung zweifelsfrei feststellen kann. Hier beginnen die Schwierigkeiten für die Patienten, aber auch für die Ärzte. Der Patient

Herkunft des Wortes »Fibromyalgie«

Der Begriff Fibromyalgie setzt sich aus drei Wortbestandteilen zusammen:

- »Fibro-« stammt vom lateinischen fibra und bedeutet Faser.
- »My-« oder »Myo-« kommt vom griechischen myos und heißt Muskel.
- »-algie« leitet sich vom griechischen Wort algos ab und steht für Schmerz.

Die wörtliche Übersetzung von Fibromyalgie steht also für Muskel-Faser-Schmerz und kennzeichnet somit ein Schlüsselsymptom, den Muskelschmerz. Der im Englischen verwendete Begriff »Fibromyalgia« weist die Endung »-ia« auf, die sich vom griechischen »-iasis« ableitet und Krankheit oder krankhafter Zustand bedeutet.

schildert seine Beschwerden, der Arzt findet keine Ursachen. Zudem sind die Krankheitszeichen gerade in der Anfangsphase sehr uncharakteristisch und treten auch bei einer Vielzahl von anderen Erkrankungen auf. Ein Fibromyalgie-Patient kann lange Jahre unentdeckt mit unterschiedlichen Symptomen von Arzt zu Arzt laufen. Die Untersuchungen zeigen nichts »Krankhaftes«, die Therapien schlagen nicht an. Frustration entsteht auf beiden Seiten. Bis dann irgendwann der Verdacht aufkommt, es könnte sich um Fibromyalgie handeln. Doch auch dann sind die Probleme leider in keinster Weise gelöst, sondern ganz im Gegenteil – neue, schwerwiegende kommen dazu. Denn es fehlen einheitliche Therapiekonzepte, auch wenn in den letzten Jahren große Fortschritte gemacht wurden. Der weitere Verlauf der Krankheit ist kaum voraussagbar. Vielen Patienten sieht man äußerlich nichts an, trotzdem haben sie auf Dauer erhebliche Einbußen hinsichtlich ihrer Lebensqualität. Und doch gibt es ermutigende Ansätze mit deutlichen Verbesserungen bis hin zu seltenen Heilungen. Die Fibromyalgie ist also keine schicksalshafte Erkrankung, der man hilflos ausgeliefert ist!

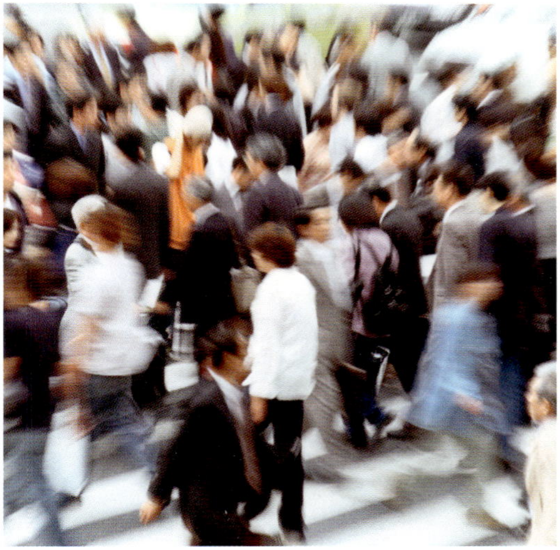

Jeder Zwanzigste soll an Fibromyalgie leiden.

Einheitliche Therapiekonzepte fehlen

Fibromyalgie – seit Jahrhunderten bekannt

Es mag vielleicht überraschen, aber Teilsymptome der Fibromyalgie wie die chronische Müdigkeit und Erschöpfung werden bereits seit Jahrhunderten in der Medizin erwähnt. Natürlich verwendete man unterschiedliche Bezeichnungen. Der Begriff der Fibromyalgie wurde erst in der Neuzeit geprägt. Die chinesische Medizin kannte bereits vor Jahrtausenden Krankheitsbilder mit Müdigkeit und Erschöpfung.

- **Neurasthenie:** Diesen Begriff führte der Amerikaner Beard 1869 ein. Abgeleitet von Neuron (= Nerv) und Astheneia (= Schwäche), bezeichnet er das Nebeneinander von übersteigerter Erregbarkeit des Nervensystems, psychischen Symptomen und vermehrter Erschöpfbarkeit. Der Begriff der Neurasthenie erhielt neuen Auftrieb, als 1934 in einem Krankenhaus in Los Angeles eine Erkrankungswelle mit Müdigkeit, Erschöpfung und Muskelschmerzen auftrat. Nach jahrzehntelanger Diskussion prägte man im Jahr 1988 für diesen Symptomenkomplex den Begriff des Chronischen Müdigkeitssyndroms (»chronic fatigue syndrome«, CFS).

- **Multiple chemische Sensitivität (»multiple chemical sensitivities«, MCS):** Sie kann man wie das Chronische Müdigkeitssyndrom ebenfalls als eine moderne »Variante« der Neurasthenie bezeichnen. Der Begriff wurde 1987 eingeführt. Die erkrankten Personen reagieren auf eine Vielzahl (multiple) von Umweltgiften (Chemikalien, Lösungsmittel, Holzschutzmittel, Insektizide, Pestizide, Amalgam, Lebensmittelzusätze usw.) mit Symptomen wie Müdigkeit, Erschöpfung, Verdauungsbeschwerden, Konzentrationsschwäche oder Organentzündungen.
- **Das Fibromyalgie-Syndrom (FMS):** Dies ist eine weitere Form des Neurasthenie-Komplexes. Der Begriff »Fibrositis« war bereits 1904 verwendet worden, damals noch unter der Vorstellung, dass die Weichteile infolge entzündlicher Veränderungen schmerzen. In den 1970er-Jahren wählte man zunächst den Begriff der Fibrositis im Unterschied zum sehr ähnlichen Chronischen Müdigkeitssyndrom bei ausgeprägteren Muskelschmerzen und weniger deutlicher Müdigkeit und Erschöpfung. 1976 wurde »Fibrositis« durch »Fibromyalgie« ersetzt, um den nicht

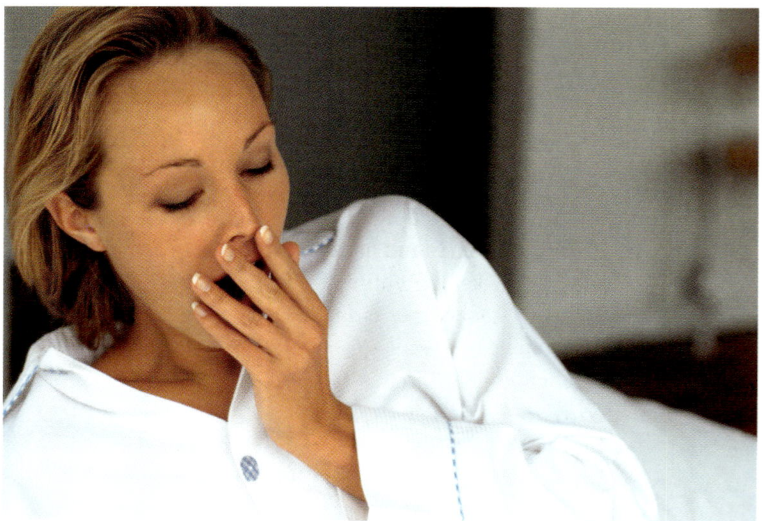

Müdigkeit begleitet die Fibromyalgie.

bewiesenen Entzündungshinweis der Endung -itis zu entfernen und in der Namensgebung den Muskelschmerz (Myalgie) zu betonen. Die Fibromyalgie etablierte sich zunehmend als eigenständiges Krankheitsbild, konnte aber nur schwer gegenüber anderen Krankheiten abgegrenzt werden. Die amerikanische Vereinigung der Rheumatologen (American College of Rheumatology) erstellte 1990 einen Katalog von Symptomen und klinischen Beschwerden, der bis heute als Standard in der Diagnosestellung der Fibromyalgie gilt (siehe Seite 14). In Deutschland wurden von Müller und Lautenschläger ebenfalls im Jahre 1990 leicht abweichende zusätzliche Kriterien der Diagnosestellung formuliert. Sie schlugen vor, die Fibromyalgie in »generalisierte Tendomyopathie« umzubenennen, um den Schmerzort des Muskelsehnenüberganges (tendon = Sehne) mehr zu betonen. Die deutsche Definition weist durchaus einige Vorteile auf, der Begriff der Fibromyalgie hat sich allerdings weltweit durchgesetzt.

Fibromyalgie bedeutet Muskelschmerz

Versuch einer Definition

Die Fibromyalgie ist als Erkrankung anerkannt und bleibt trotzdem in der Diskussion. Bis heute kann man vieles noch nicht erklären:

- Weder Grund der Entstehung noch Auslösefaktoren sind bekannt.
- Die Symptome der Fibromyalgie sind vielschichtig und lassen sich nicht auf ein spezifisches Krankheitsbild eingrenzen.
- Es gibt zahlreiche Überlappungen mit anderen Erkrankungen.

Eine lange unterschätzte Erkrankung

Fibromyalgie – schwer zu diagnostizieren

Die Unerklärlichkeit des klinischen Zustands zusammen mit der schwierigen Diagnosesicherung ist der Hauptgrund, warum die Fibromyalgie unter Medizinern einen schweren Stand hatte und teilweise immer noch hat. Tatsache ist, dass es bislang keine Routineverfahren in den Bereichen Bildgebung und Laborbefunde sowie bei anderen Untersuchungsverfahren gibt, mit denen man eine Fibromyalgie-Erkrankung zweifelsfrei feststellen kann. Immer wieder tauchen kritische Artikel auf, die eine eigenständige Existenz des Begriffs »Fibromyalgie« in Frage stellen und die körperlichen Symptome des Krankheitsbilds eher mit psychischen und sozialen Problemen in Verbindung bringen. Aufgrund neuer Erkenntnisse wandelt sich aber das Verständnis der Fibromyalgie heutzutage immer mehr.

Fortschritte in der Medizin

Die Fibromyalgie – Gegenstand intensiver Forschung

Die Zahl wissenschaftlicher Publikationen über die Fibromyalgie stieg in den letzten Jahren explosionsartig. Nicht nur rheumatologische Fachzeitschriften berichten über neue Erkenntnisse, sondern auch Zeitschriften aus den Bereichen Innere Medizin, Schmerzbehandlung, Neurologie, Physiologie, Psychologie oder Rehabilitation. Fachpublikationen wecken Interesse an neuer Forschung und dienen den leidgeprüften Patienten mit neuen Erkenntnissen und schließlich neuen Therapiekonzepten. Dadurch erhält die Begriffsbestimmung der Fibromyalgie zunehmend neue wissenschaftliche Grundlagen.
Eine Mehrheit der Forscher weltweit vertritt heute eindeutig die Meinung, dass die Fibromyalgie, abgesehen von bestimmten Unterformen, relativ klar von primär psychogenen Krankheitsbildern (im psychischen Erleben des Patienten begründet) abgegrenzt werden kann. Psychische und psychosomatische Symptome haben aber, wie bei allen chronischen Schmerzkrankheiten, eine erhebliche Einwirkung auf das klinische Erscheinungsbild der Fibromyalgie.

Die Fibromyalgie – kein einheitliches Krankheitsbild

Die Fibromyalgie ist der Oberbegriff einer Vielzahl von Krankheitssymptomen. Es existieren davon zahlreiche Untergruppierungen, jeder Patient hat, wie bereits erwähnt, einen individuell unterschiedlichen Symptomenkomplex und lässt sich nicht mit anderen Patienten vergleichen. Neben Hauptsymptomen, die bei jedem Patienten variabel in unterschiedlicher Ausprägung vorhanden sind, gibt es eine große Zahl weiterer eventuell hinzutretender Symptome (siehe Seite 17).

Häufige Überlappungen mit anderen Krankheitsbildern

Die Herkunft der Krankheit ist noch unbekannt

Die Diagnosekriterien der Fibromyalgie enthalten keine Ausschlussfaktoren, das heißt, das Auftreten bestimmter Symptome wie Gelenkschmerzen oder Fieber schließt die Fibromyalgie nicht aus. Der Grund liegt im fehlenden Wissen über die Herkunft und Entwicklung der Erkrankung, folglich kann man Symptome nur einschließen, nicht aber ausschließen. Das wiederum führt zu zahlreichen Überschneidungen mit anderen Krankheitsbildern, die ähnliche Krankheitszeichen zeigen (siehe Kasten Seite 13).

● Über den auf Seite 9 angesprochenen Neurasthenie-Begriff besteht eine enge Verwandtschaft zwischen Fibromyalgie, Chronischem Müdigkeitssyndrom und multipler chemischer Sensitivität. So haben 60 bis 80 Prozent der Patienten, die an chronischem Müdigkeitssyndrom leiden, unter anderem genau solche Symptome, die ebenfalls zur Diagnose Fibromyalgie führen.
● Immerhin noch 40 bis 60 Prozent der Reizdarm-Patienten (irritable bowel syndrome) weisen Krankheitssymptome auf, die auch zur Diagnose der Fibromyalgie führen.
Allen diesen Krankheitsbildern ist gemeinsam, dass man wenig über Grund und Herkunft weiß. Es gibt keine eindeutigen Kriterien zu ihrer Diagnose und zur Abgrenzung von anderen Krankheiten. Charakteristisch ist, dass viele verschiedene Steuerungssysteme des Körpers betroffen sind. Aus diesem Grund können die erwähnten Krankheitsbilder auch mit dem Begriff der »Chronischen Multisystem-Erkrankung« beschrieben werden.

Fibromyalgie, Teil eines Krankheitskomplexes

Einige Forscher vertreten die Meinung, dass ähnliche oder gleiche Auslöser im Körper zu den schmerzhaften Erscheinungsbildern der jeweiligen Krankheiten führen und dass sich nur der Ausprägungsgrad und der Schmerzort unterscheiden. Die Krankheitsbilder lassen sich nicht eindeutig voneinander abgrenzen, teilweise gehen sie sogar ineinander über. Eventuell haben wir es mit den gleichen Krankheiten zu tun.

Der Fibromyalgie nah verwandte Krankheitsbilder

- Chronisches Müdigkeitssyndrom (chronic fatigue syndrome, CFS)
- Myofasziales Schmerzsyndrom (myofascial pain syndrome, MPS)
- Multiple chemische Sensitivität (MCS)
- Beinbewegungsstörung (restless leg syndrome)
- Regionales Schmerzsyndrom (CRPS)
- Kiefergelenks-Schmerzsyndrom (temporomandibular disorder)
- Reizdarmsyndrom (irritable bowel syndrome)
- Reizblasensyndrom/interstitielle Blasenentzündung (die Entzündung betrifft die gesamte Blasenwand) der Frau
- Nichtbakterielle Prostataentzündung des Mannes
- Posttraumatisches Stresssyndrom (PTSS)
- Spannungskopfschmerzen und Migräne
- Golfkriegssyndrom

Symptomatik der Fibromyalgie

Es gibt eine Vielzahl von Krankheitszeichen, die bei einem Fibromyalgie-Patienten auftreten können. Zu den wichtigsten Symptomen, die jeder Patient in unterschiedlicher Ausprägung hat, gehören chronische Schmerzen und die Tenderpoints (siehe Seite 15), des Weiteren die vorzeitige Muskelermüdung, Erschöpfung, Schlafstörungen, Magen-Darm-Probleme, Depressionen und Angstgefühle.
Da aber eindeutig beweisende Diagnosekriterien (wie Laborwerte, Geräteuntersuchungen, nur auf die Fibromyalgie zutreffende Krankheitszeichen) fehlen beziehungsweise in der Routinediagnostik nicht durchgeführt werden können, muss auf wahrscheinliche Krankheitszeichen zurückgegriffen werden. Von besonderer Wichtigkeit ist eine exakte Erhebung der Krankenvorgeschichte.

Zwei wichtige diagnostische Symptome

Die amerikanische Vereinigung der Rheumatologen (American College of Rheumatology) hat 1990, wie bereits erwähnt, Kriterien aufgestellt, die ein Patient aufweisen muss, damit der Arzt die Diagnose Fibromyalgie stellen kann. An Symptomen müssen auftreten:

Symptome – wichtig für die Diagnose

- Berührungsschmerzhaftigkeit von mindestens elf so genannten Tenderpoints (siehe Seite 15) von 18 möglichen, die vom American College of Rheumatology festgelegt wurden. Die Tenderpoints sollen in verschiedenen Körperregionen liegen, die sich folgendermaßen definie-

Hauptsymptome der Fibromyalgie

● Schmerz	zu 75–100 % vorhanden
● Müdigkeit	zu 75–90 % vorhanden
● Schlafprobleme	zu 60–80 % vorhanden
● Depression	zu 30–90 % vorhanden
● Angst	zu 30–50 % vorhanden
● Magen-Darm-Beschwerden	zu 40–80 % vorhanden

Die Lage der Tenderpoints

Sie liegen jeweils auf der rechten und linken Körperseite, insgesamt 18 Punkte:

1. Im Bereich des Hinterhauptbeins, Ansatz des Trapeziusmuskels
2. Untere Halswirbelsäule zwischen den Querfortsätzen der Halswirbel 5 bis 7
3. Mittlerer Anteil des Trapeziusmuskels zwischen Hinterhauptbein und Schulterblattansatz
4. Mittlerer Anteil des Supraspinatus-Muskels, oberhalb des Schulterblatts
5. Knochen-Knorpel-Übergangszone der zweiten Rippe
6. Ca. 2 cm handwärts vom äußeren Epikondylus (Knochenvorsprung) des Ellenbogens aus
7. Oberer äußerer Quadrant der Gesäßregion
8. Außenseite des Hüftgelenks, hintere Spitze des Trochanter major
9. Innenseitig gelegenes Fettpolster oberhalb des Kniegelenkspaltes

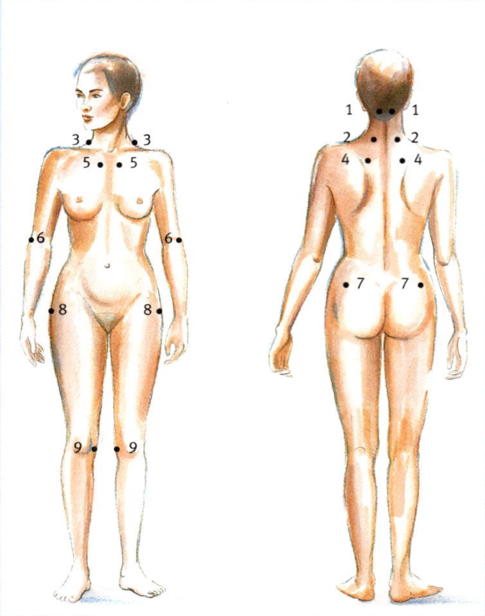

ren: rechte und linke Körperseite, obere und untere Körperhälfte mit der Taille als Mitte, vordere Brustwand und Rücken.

- Über den Körper verbreitete Schmerzen des Muskel-Sehnen-Knochen-Apparates (chronische weit verbreitete Schmerzen), die mindestens über einen Zeitraum von drei Monaten bestehen (siehe Seite 16).

Diese so genannten Hauptsymptome repräsentieren häufige Krankheitszeichen, die bei nahezu jedem Fibromyalgie-Patienten anzutreffen sind. Die Stärke der Ausprägung schwankt allerdings von Patient zu Patient erheblich.

Tenderpoints – schmerzhafte Körperpunkte

Tenderpoints sind über den ganzen Körper verteilt und entsprechen meistens Muskel- und Sehnenansätzen, aber auch umschriebenen Muskelarealen, Fettpolstern und Schleimbeuteln, die sich bei sehr vielen Fibromyalgie-Patienten als typisch schmerzhaft erwiesen haben.

Um die Druckstärke der einzelnen Untersucher zu standardisieren, hat man einen Druck von 4 kg/cm^2 pro Punkt festgelegt. Diesen Druck kann der Arzt mit einem geübten Fingerdruck oder mithilfe spezieller Schmerzdruckmeter (Dolorimeter) exakt einhalten.
Die Auswahl der Punkte erfolgte willkürlich und repräsentiert gut zu untersuchende Körperstellen. Daneben können natürlich Hunderte von anderen Punkten ebenfalls schmerzhaft sein. Bei einigen Betroffenen wird man diese definierten Punkte nicht oder weniger schmerzhaft vorfinden, Ausnahmen können immer auftreten. Ergeben sich weniger als elf schmerzhafte Punkte, ist eine Fibromyalgie-Erkrankung trotzdem nicht ausgeschlossen. Die absolute Zahl der Tenderpoints sagt wenig über das Ausmaß der Erkrankung oder die weitere Entwicklung (Prognose) aus. Neben den schmerzhaften Tenderpoints verwenden einige Ärzte noch so genannte Kontroll- oder Placebopunkte, die nicht schmerzhaft sein sollen (Stirn, handnaher Unterarm, Wadenbeinköpfchen). Aufgrund einer allgemeinen Schmerzverarbeitungsstörung sind bei vielen Patienten diese Punkte aber dennoch schmerzhaft und deshalb wenig aussagekräftig.

Chronische Schmerzen

Chronischer Schmerz muss nicht Fibromyalgie bedeuten

Neben den Tenderpoints ist der chronische weit verbreitete Schmerz des Muskel- und Skelettsystems ein Leitsymptom der Fibromyalgie. Er tritt aber auch als eigenständiges Krankheitsbild auf, unabhängig von der Fibromyalgie. Kommen weitere Krankheitszeichen hinzu, ist das Risiko, dass der chronisch weit verbreitete Schmerz in Fibromyalgie übergeht, deutlich erhöht.

Der chronische muskulo-skelettale Schmerz

Die Wahrscheinlichkeit, länger dauernde Schmerzen der Muskeln und des Skelettsystems (chronische muskulo-skelettale Schmerzen) im Lauf eines Lebens, unabhängig von der Fibromyalgie, zu entwickeln, wird in Westeuropa und in den USA auf ca. 35 bis 50 Prozent geschätzt. Eine extrem hohe Zahl. Bei den meisten Menschen verflüchtigt sich der Schmerz wieder, bei einigen wird er chronisch.
Der chronische Schmerz kann in zwei Gruppen unterteilt werden:

- in den chronischen regionalen Schmerz, wobei nur eine oder mehrere kleine umschriebene Körperregionen vom Schmerz betroffen sind,

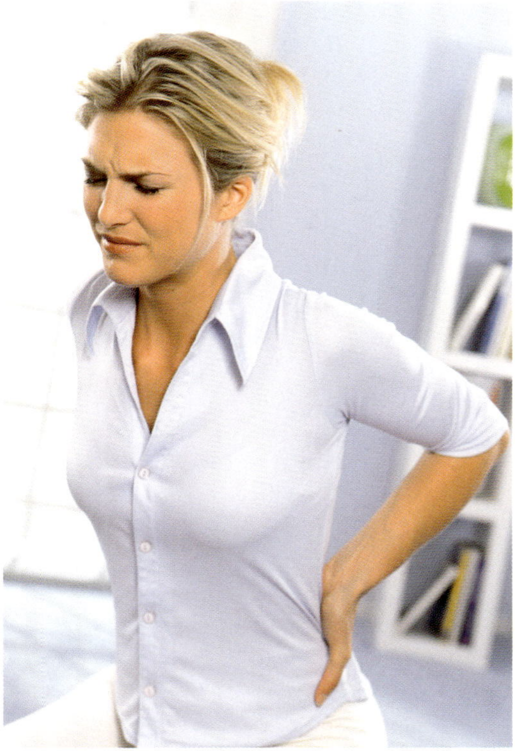

- in den chronischen weit verbreiteten Schmerz, der bei ca. zehn Prozent der Bevölkerung auftritt. Die Fibromyalgie stellt eine Untergruppierung des chronischen weit verbreiteten Schmerzes dar. Für den Fibromyalgie-Patienten ist es wichtig zu wissen, dass sein Schmerzbild zu einer Krankheitsfamilie gehört und dass auch viele Patienten außerhalb der Fibromyalgie an ähnlichen Schmerzsymptomen leiden.

Weitere Krankheitszeichen

Neben den Hauptsymptomen kann ein Fibromyalgie-Patient eine Vielzahl von Beschwerden entwickeln. Diese sind allein für sich genommen nicht spezifisch für die Fibromyalgie, können aber einen Hinweis auf die richtige Diagnose geben. Sie werden als funktionelle und vegetative Beschwerden bei der Fibromylagie beschrieben.

Chronische Schmerzen – oft ein Zeichen für Fibromyalgie.

Die Schmerzverarbeitungsstörung der Fibromyalgie

Gedächtnisstörungen als Folge des Schmerzes

Die moderne Schmerzforschung räumt dem chronischen Schmerz bei der Fibromyalgie einen besonders hohen Stellenwert ein. So werden durch den Schmerz bestimmte Hirnleistungen wie Gedächtnis und Konzentration verändert und gestört. Nicht die Erkrankung selbst löst Gedächtnis- und Konzentrationsmängel aus, sondern die chronische Schmerzbelastung verändert die Hirnleistungsfähigkeit. Bei der Entstehung dieses Schmerzes spielt das zentrale Nervensystem des Gehirns eine entscheidende Rolle, denn die gestörte Schmerzverarbeitung im Gehirn bewertet die Reize aus der Peripherie des Körpers falsch und

interpretiert sie als Schmerzen. Meistens ist die Reiz- und Schmerzaufnahme der Patienten in der Körperperipherie nur wenig gestört.
Ein regionales Schmerzsyndrom wie das Kiefergelenk-Schmerzsyndrom mit einer Vielzahl von Tenderpoints kann auf diesen Bereich beschränkt bleiben und nur in diesem Areal mit einer gestörten zentralen Schmerzverarbeitung reagieren. Oder im Fall der Fibromyalgie besteht eine gestörte zentrale Schmerzverarbeitung des ganzen Körpers. Die gestörte Schmerzwahrnehmung tritt also nicht nur bei der Fibromyalgie auf, sondern auch bei verwandten chronischen Schmerzbildern.

Wissenschaftliche Sicherung der Schmerzstörung

Das Fachwort für die veränderte Informationsverarbeitung im zentralen Nervensystem heißt »zentrale nozizeptive Hyperexzitabilität«. Im Klartext bedeutet das: In der zentralen Informationsverarbeitung des Gehirns lösen allgemeine Reize und Schmerzen eine nicht angemessene Reizreaktion in der Form einer Übererregung aus.

Eine harmlose Berührung wird als Schmerz empfunden

Es sind mittlerweile viele interessante Arbeiten über das Thema der gestörten Schmerzverarbeitung bei der Fibromyalgie veröffentlicht worden, die zeigen, dass diese Störung als wissenschaftlich gesichert angesehen werden kann. In den letzten Jahren entwickelte neue technische Verfahren wie Positronen Emissions Computer Tomographie (PET), Single Photonen Emissions Computer Tomographie (SPECT) oder funktionale Kernspintomographie (fMRI) sind in der Lage, im Gehirn ablaufende Prozesse sichtbar zu machen. Bei einer Großzahl von Fibromyalgie-Patienten konnte dadurch gezeigt werden, dass sie Schmerzreize deutlich früher wahrnehmen als gesunde

Weitere mögliche Symptome der Fibromyalgie

- Einschlaf- und Durchschlafstörungen
- Nicht erholsamer Schlaf
- Morgensteifigkeit
- Morgendliche Zerschlagenheit
- Schwächegefühl
- Kopfschmerzen, Migräne
- Trockener Mund
- Globusgefühl (Fremdkörpergefühl im Hals)
- Herzbeschwerden
- Anfallsweise Atemnot
- Verstopfung/Durchfall
- Harndrang, Schmerzen beim Wasserlassen
- Parästhesien (Fehlempfindungen der Haut)
- Schwindel
- Vermehrtes Schwitzen
- Kalte Hände und Füße
- Absterben der Finger bei Kälte
- Geschwollenes Gewebegefühl

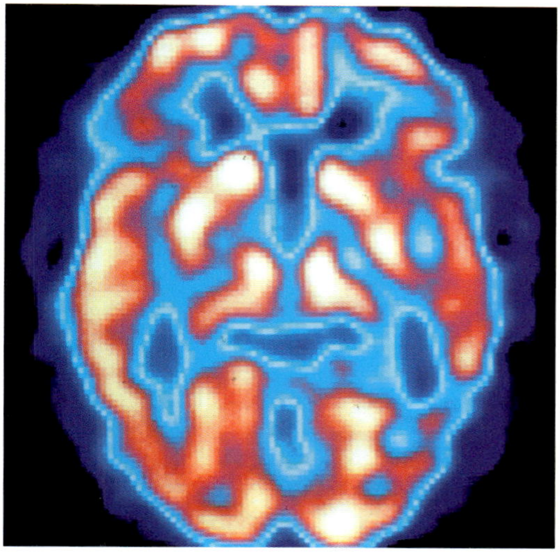

Personen. Reize, die bei Normalpersonen lediglich als Reiz verspürt werden, lösen bei Fibromyalgie-Patienten Aktivität in schmerzverarbeitenden Hirnregionen aus.
Fibromyalgie-Patienten empfinden bereits einen geringeren Druck auf die definierten Tenderpoints signifikant als schmerzhafter als vergleichbare Normalpersonen. Aber auch an anderen Stellen des Körpers ist bei ihnen die Schmerzschwelle erniedrigt, allerdings weniger deutlich als an den Tenderpoints. Bei Fibromyalgie-Patienten ist von einer generalisierten Erniedrigung der Schmerzschwellen auszugehen.

Technische Verfahren machen Schmerzen sichtbar.

Reizstörungen

Schmerz ist jedoch nicht die einzige Reizform, auf die Fibromyalgie-Patienten anders reagieren. Auch Hitze- oder Kältereize empfinden sie früher und intensiver als gesunde Kontrollpersonen. Diese Reize können vom Gehirn bis hin zum Schmerz interpretiert werden. Einen kleinen Reiz wie ein unspezifischer Wärmereiz kann das Gehirn fälschlich als schädigend verarbeiten und als Schmerz deuten.

Hitze oder Kälte wird intensiver empfunden

Bei elektrischen Reizen, Tönen und schmerzauslösenden Blutversorgungsengpässen kann man ebenfalls erniedrigte Schwellen feststellen. Eine weitere Reizform sind Körperschutzreflexe. Diese können sich bei der Fibromyalgie verlangsamen. So ist zum Beispiel der normale Beugereflex der Arme (wie fluchtartiges Armbeugen beim Anfassen eines heißen Gegenstands) auf einen Schmerz hin verlangsamt.

Schmerz in Erwartung des Schmerzes

Wie wir später noch sehen werden, sind Bewältigungsstrategien und Verhaltensänderungen ungemein wichtig für die Schmerzreduzierung bei der Fibromyalgie. Die Schmerzerwartung allein löst bei Gesunden

Der Tiefschlaf ist bei Fibromyalgie gestört.

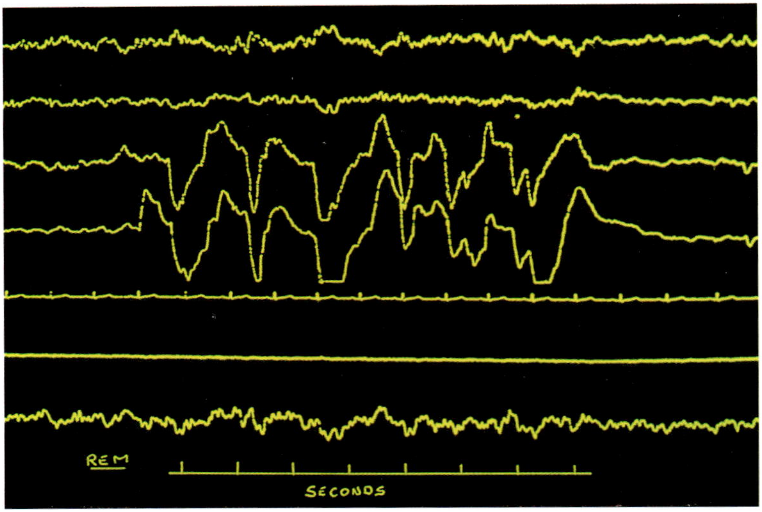

schon eine vermehrte Aktivität in bestimmten Hirnarealen aus. Das gilt auch für bestimmte nichtschmerzhafte Reize wie Wärme oder elektrische Stimulation. Eine Art erhöhte Aufmerksamkeit des Körpers (Alarmzustand) auf Reizsituationen ist völlig normal, damit der Organismus sehr rasch reagieren kann. Bei Fibromyalgie-Patienten kann anscheinend schon die Alarmreaktion einen Schmerzreiz verursachen.

Schlafstörungen

Schlafstörungen (Ein- und Durchschlafstörungen) sind mit etwa 80 Prozent ein sehr häufiges Symptom der Fibromyalgie. Hirnstrommessungen (Elektroencephalogramme, EEG) zeigen typische Veränderungen, die allerdings für die Fibromyalgie nicht spezifisch sind. Normalerweise laufen innerhalb einer Nacht vier- bis fünfmal 90-minütige Zyklen von jeweils REM-Schlaf (Rapid Eye Movement, schnelle Augenbewegungen) und NON-REM-Schlaf ab. In Phase drei und vier des NON-REM-Schlafes kann man Überlagerungen von Alpha-Wellen entdecken, die an dieser Stelle nicht auftreten dürften und die für eine Übererregung sprechen. Alpha-Wellen (7,5 bis 11 Hertz) sind im Normalfall typisch für den Wachzustand. In den Phasen drei und vier wird vornehmlich das Wachstumshormon ausgeschüttet, das bei Fibromyalgie-Patienten oft zu niedrige Werte hat. Auch Melatonin, das Schlaf-

Viele Fibromyalgie-Patienten schlafen schlecht

hormon (siehe Seite 28), wird in diesen Phasen bei vielen Fibromyalgie-Patienten vermindert produziert. Der nichterholsame Schlaf der Patienten lässt sich dadurch zumindest teilweise erklären.

Depression und Angst

Depressionen und Angstzustände treten verstärkt bei mindestens 30 Prozent der Patienten auf, andere Schätzungen sprechen von bis zu 90 Prozent. Wegen des hohen Anteils psychischer Symptome wurde von jeher darüber diskutiert, ob die Fibromyalgie in erster Linie eine psychische Erkrankung mit körperlichen Symptomen sei. Die Mehrzahl der Wissenschaftler ist gegenwärtig der Meinung, dass es durchaus Untergruppierungen der Fibromyalgie gibt, die in erster Linie einer psychischen Krankheit entsprechen. Gewisse psychische Krankheitsformen können in eine Fibromyalgie umschlagen.

Depression und Angst begleiten oft die Fibromyalgie

Die Fibromyalgie – keine psychische Erkrankung

Bei der Mehrheit der Fibromyalgie-Patienten nimmt man an, dass die psychischen Krankheitszeichen wie Depressionen und Angst während der Krankheit dazugekommen sind und mehr oder weniger normale Begleiter einer chronischen Schmerzkrankheit sind. Anhand vieler Untersuchungen ist belegt, dass mehr Fibromyalgie-Patienten an Depressionen leiden als Patienten mit anderen chronischen Schmerzen des Muskel-Skelett-Apparates. Depression und Angst sind umso stärker ausgeprägt, je mehr Schmerzen und körperliche Funktionseinbußen bestehen. Fast 30 Prozent der Patienten mit rheumatoider Arthritis oder einer anderen chronischen Schmerzerkrankung haben Depressionen als Begleitsymptom.

Untersuchungen zwischen Fibromyalgie-Patienten und Patienten mit primären psychischen Störungen haben deutliche Unterschiede ergeben bei der Medikamentenaufnahme (Imipramin) an bestimmten Rezeptoren, der Höhe von ausgewählten Immunzellen, beim Muster der Gehirndurchblutung sowie bei anderen Untersuchungen. Das ist ein deutlicher Hinweis dafür, dass wir getrennte Krankheitsbilder vorliegen haben, die sich aber in gewisser Hinsicht überschneiden können. Allerdings können aufgrund des Krankheitsverlaufs bei der Fibromyalgie durchaus in zweiter Linie psychische und depressive Faktoren hinzutreten. Störungen des Serotonin- und Dopaminstoffwechsels können bekanntermaßen Depressionen hervorrufen.

Muskuläre Ermüdung und Erschöpfung

Verarbeitungsstörungen im Bereich des zentralen Nervensystems herrschen bei der Krankheitsentstehung der Fibromyalgie eindeutig vor. Aber auch abseits vom Gehirn gibt es wesentliche periphere Faktoren, die die Erkrankung auslösen und aufrechterhalten.
Die muskuläre Ermüdung, Erschöpfung und das allgemeine Schwächegefühl sind verschiedenen Ursachen zuzuschreiben, wie einem veränderten Muskelstoffwechsel, Muskelfaserveränderungen, Abweichungen des Mineralstoffwechsels, Störungen im Hormonhaushalt und des autonomen (nicht willkürlichen) Nervensystems. Man diskutiert auch periphere Verarbeitungsstörungen der Rezeptoren, die neutrale Reize und Schmerzreize der peripheren Körpergewebe aufnehmen und zum zentralen Nervensystem zur Verarbeitung weiterleiten. In letzter Zeit sind die Zytokinine (siehe Seite 23) vermehrt in das Blickfeld gerückt. Bei jedem Patienten sind die Störungen unterschiedlich ausgeprägt, unter Umständen fehlen sie ganz. Die klinischen Krankheitszeichen können weit gestreut sein.

Häufige Pausen als Folge verminderter Muskelkraft.

Muskelfaserveränderungen

Sie können bei der Fibromyalgie vorkommen, sind allerdings kein Beweis dafür. Da man diese Veränderungen auch bei einer Reihe anderer Erkrankungen antrifft, nennt man sie »unspezifisch«. Unter Umständen ist aber eine Muskeluntersuchung (Muskelbiopsie) hilfreich, um bestimmte Muskelerkrankungen auszuschließen. Bei der Fibromyalgie handelt es sich mit Sicherheit nicht um eine entzündliche Muskelfaserveränderung, wie man anfangs angenommen hatte. Folgende Veränderungen können zumindest in einem Teil der Muskulatur gefunden werden: Eine Faserabschwächung (Atrophie) der Typ-II-Muskelfasern und in einem Teil der Fälle eine Vergrößerung (Hypertrophie) der Typ-I-

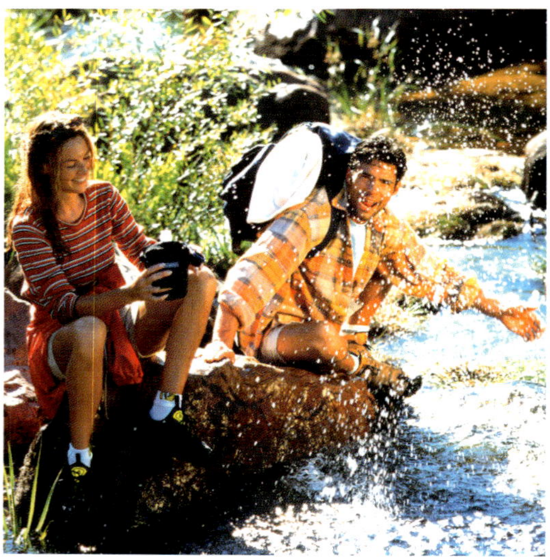

Fasern. Weiter gibt es Anhaltspunkte für eine Verschlechterung der Gefäßversorgung, Abnahme der Sauerstoffversorgung und eine Veränderung der Muskelenergiekraftwerke (Mitochondrien) bei den Betroffenen.

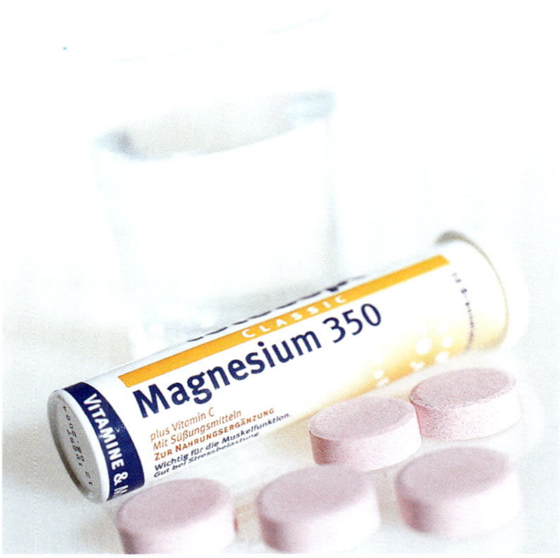

Erniedrigung von Adenosintriphosphat (ATP) und Kreatinphosphat

Gestörte Energiegewinnung im Muskel

Diese beiden Stoffe sind bei der Energiegewinnung im Muskel nötig. Ihre Werte sind bei Fibromyalgie-Patienten signifikant erniedrigt, was zu einem erhöhten Schmerzzustand sowie vorzeitiger Ermüdung und Schwäche der Muskulatur führen kann. Vereinfachend kann man diese Effekte teilweise als vorgezogene Muskelalterung bezeichnen.

Magnesiummangel erhöht das Schmerzempfinden.

Magnesium

Magnesium (Mg) benötigt der Körper sehr dringend zur Energiegewinnung mit ATP (Adenosintriphosphat). Bei der Fibromyalgie sind erniedrigte Magnesiumwerte im Muskel festgestellt worden. (Der Magnesiumwert im Blutbild kann einen Mangel in den Zellen nicht aufdecken.) Magnesiummangel kann in Zusammenhang mit einer Muskelschwäche stehen, er erhöht die Schmerzempfindlichkeit im Körper. Ausreichend Magnesium dämpft die Aktivität der speziellen schmerzübertragenden Rezeptoren.

Zytokinine

Zytokinine dienen als Signalüberträger für die Einleitung von Entzündungs- und Immunprozessen. Es konnte nachgewiesen werden, dass Interleukin-1-Beta, Interleukin-6 und Tumor-Nekrose-Faktor-Alpha in der Haut von etwa 30 Prozent der Fibromyalgie-Patienten vermehrt auftreten, und zwar in der Nähe von Nervenfasern. Möglicherweise sind diese Entzündungsstoffe auch Auslöser von Gewebsveränderungen und Kollagenablagerungen im Bereich von Nervenfaserendigungen, die bei Fibromyalgie-Patienten festgestellt worden waren. Interes-

Zytokinine lösen Muskelschmerzen aus

santerweise treten Zytokinine oft mit bestimmten klinischen Symptomen auf. So lösen Interleukin-1-Beta und Interleukin-6 Müdigkeit, Muskelschmerzen und Schlafstörungen aus.

Verminderte körperliche Fitness

Die Mehrzahl der Fibromyalgie-Patienten zeigt eine schlechte körperliche Kondition. Zum einen findet man eine vorzeitige muskuläre Ermüdung und eine verminderte Muskelkraft, die teilweise den auf Seite 22 beschriebenen Muskelfaserveränderungen zugeschrieben werden können. Zum anderen ist die Leistungsfähigkeit des Herz-Kreislauf-Systems vermindert. Studien erbrachten eine verminderte Sauerstoffaufnahme sowie eine nicht gut an verschiedene Leistungsanforderungen angepasste Herzschlagrate. Eine schlechte Kondition und Fitness kann bei einigen Patienten, allerdings nicht bei allen, zu einer Verschlechterung der Schmerzsymptomatik führen.

Schwindel und Schwarzwerden vor den Augen

Patienten mit Fibromyalgie und Chronischem Müdigkeitssyndrom können krankhaft niedrige Blutdruckwerte bei Lageveränderungen aufweisen, beispielsweise beim Wechsel vom Liegen zum Stehen. Klinische Zeichen dafür sind Schwindel und Schwarzwerden vor Augen. Dies sind weitere Symptome einer verminderten Leistungsfähigkeit des Herz-Kreislauf-Systems. Versuche mit horizontal (Liegen) und vertikal (Stehen) schwenkbaren Tischen ergaben bei längerer Standbelastung auch eine Verschlechterung der Schmerzareale. Als Grund diskutiert man eine mangelhafte Regulationsfähigkeit des sympathischen Nervensystems. Eine der vielen Aufgaben des Sympathikus liegt darin, die Blutverteilung im Körper durch Enger- oder Weiterstellen der Gefäße zu gewährleisten. Steht eine liegende Person auf, muss der Sympathikus blitzschnell die Gefäße in den Beinen enger stellen, damit genügend Blut den anderen Körperbereichen, die jetzt arbeiten müssen, zur Verfügung steht. Gelingt dies nicht, schaltet der Organismus auf ein Notprogramm (Ohnmacht) um, damit die Blut- und Sauerstoffversorgung des Gehirns sichergestellt ist.

Bei Fibromyalgie ist der Blutdruck sehr niedrig

Gestörte Regulation des autonomen Nervensystems

Die beschriebenen Faktoren der verminderten körperlichen Fitness, aber auch Schwindel und Schwarzwerden vor Augen infolge einer ein-

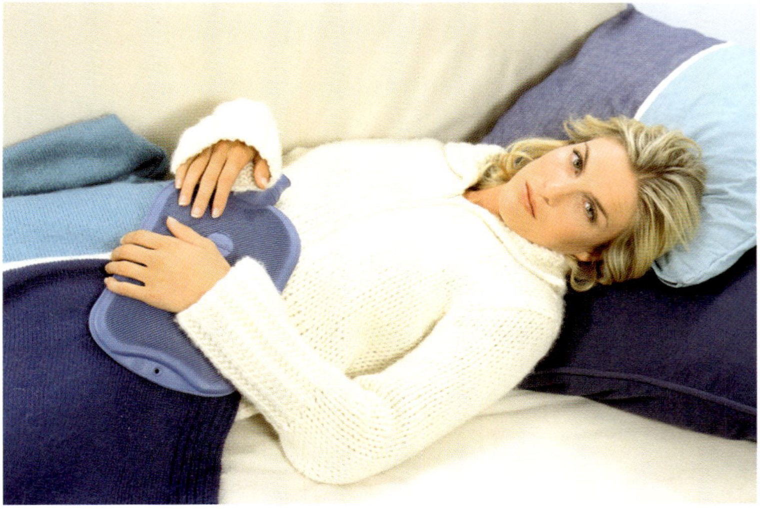

Wärme kann Schmerzen lindern.

geschränkten Herz-Kreislauf-Regulationsfähigkeit sind Zeichen einer gestörten Funktion des autonomen (unwillkürlichen, das heißt dem bewussten Willen nicht unterworfenen) Nervensystems. Das sympathische Nervensystem wird bei Leistungsanforderungen nicht genügend aktiviert. Zusammenhänge zwischen Schmerzüberempfindlichkeit, Müdigkeit und Regulationsstörungen des autonomen Nervensystems, wie sie bei der Fibromyalgie vorkommen, sind bewiesen.

Kalte Hände und Füße

Typisch: Hände und Füße werden »taub«

Unter kalten Extremitäten leiden sehr viele Fibromyalgie-Patienten. Auch kann Kälte Spasmen der Gefäßmuskulatur in Händen und Füßen auslösen. Aus diesem Grund sind viele Patienten kälteempfindlich. Der Grund liegt in signifikant erhöhten Blutwerten des Endothelin-1 bei Fibromyalgie-Patienten, einem sehr starken Gefäßzusammenzieher. Durch die in Folge verengten Gefäße kann weniger Blut durchfließen.

Hirnleistungsstörungen

Bestimmte Hirnleistungsstörungen (kognitive Fehlfunktionen) haben sich als charakteristisch für Fibromyalgie-Patienten erwiesen. Patienten berichten subjektiv von Gedächtnisstörungen, die man mit wissenschaftlichen Untersuchungen untermauern kann. Bewiesen sind umschriebene Gedächtnisstörungen, beispielsweise des Kurzzeitgedächtnisses, und Störungen in der Fähigkeit, sich an bestimmte zurückliegende Situationen zu erinnern. Typischerweise treten auch Wortfindungsstörungen auf. Diese Art von Hirnleistungsstörungen sind auch bei älteren Menschen zu beobachten. Fibromyalgie-Patienten scheinen Hirnleistungsstörungen aufzuweisen, wie sie im Zuge des Alterungsprozesses als Alterserscheinung auftreten würden. Allerdings sind nicht alle Hirnleistungsfunktionen vermindert, sondern nur einige wenige. Insofern besteht ein erheblicher Unterschied zur Minderung der Gedächtnisleistung bei älteren Menschen.

Fibromyalgie – keine Erkrankung des Nervensystems

Auch unterscheiden sich die Muster der Hirnleistungsstörungen deutlich von Mustern, wie sie bei Depressionen und Angstkrankheiten vorkommen. Die die Fibromyalgie begleitenden Depressionen und Ängste lösen also diese Veränderungen nicht aus, sondern ein bislang ungeklärter Prozess, der durch die Fibromyalgie beziehungsweise den Schmerzprozess selbst in Gang gesetzt wird.
Wichtige Hirnfunktionsleistungen wie die schnelle Informationsverarbeitung sind gänzlich ungestört und schließen eine neurologische Erkrankung (Krankheit des Nervensystems) aus. Aus diesen Informationen kann man durchaus schließen, dass die genannten Störungen nicht auf Dauer wirken, sondern sich zurückbilden können.

Veränderte Durchblutung des Gehirns

In bestimmten Arealen, besonders in den seitlich-hinteren Bereichen des Frontalhirns, sind verminderte Blutdurchflussraten festgestellt worden. In anderen Hirnbereichen, insbesondere den schmerzverarbeitenden Regionen unter der Hirnrinde, konnte dagegen ein erhöhter Blutdurchfluss gemessen werden. Hier zeigten sich auch Unterschiede zwischen der Fibromyalgie und dem Chronischen Müdigkeitssyndrom.

Störungen von Hormonen, Signalstoffen und anderen Substanzen

Hormone, die Informationsträger des Körpers

Hormone werden von speziellen Körperdrüsen produziert und als Informationsüberträger über die Blutbahn zu den Organen transportiert, wo sie eine Wirkung hervorrufen sollen. Charakteristischerweise bewirken bereits kleinste Hormonmengen große Veränderungen. Der

Organismus wird wesentlich über die Informationsträger Hormone gesteuert und reagiert entsprechend fein und empfindlich auf Veränderungen der Hormonausschüttung. Das bekannteste Beispiel ist das von der Bauchspeicheldrüse produzierte Insulin, das ausgeschüttet wird, wenn der Blutzuckerspiegel ansteigt. Andere hormonähnliche Stoffe sind so genannte Mediatoren (Mittler), die bei Entzündungs- und Immunsystemvorgängen eine wichtige Rolle spielen.
Hormonveränderungen findet man nur bei einem Teil der Fibromyalgie-Patienten. Tatsache ist, dass jeder Patient sein typisches Hormonprofil besitzt. Hormonveränderungen sind in den meisten Fällen derart unspezifisch, dass sie nicht zur Diagnosesicherung der Fibromyalgie verwendet werden können.
Da Hormonmängeln eine komplexe Regulationsstörung zugrunde liegt, reicht eine alleinige Gabe der verminderten Hormone nicht aus.

Serotonin

Mit Abstand am häufigsten wird die Hypothese vertreten, dass zur Entstehung der Fibromyalgie ein Serotoninmangel beiträgt. In der Tat wies ein Großteil der Patienten einen verminderten Serotoninspiegel auf. Serotonin ist ein im Körper weit verbreitetes Gewebehormon, das in Gehirn, Lunge, Milz und Darm produziert wird. Es wirkt als Botenstoff (Neurotransmitter) hauptsächlich auf Stoffwechselvorgänge im

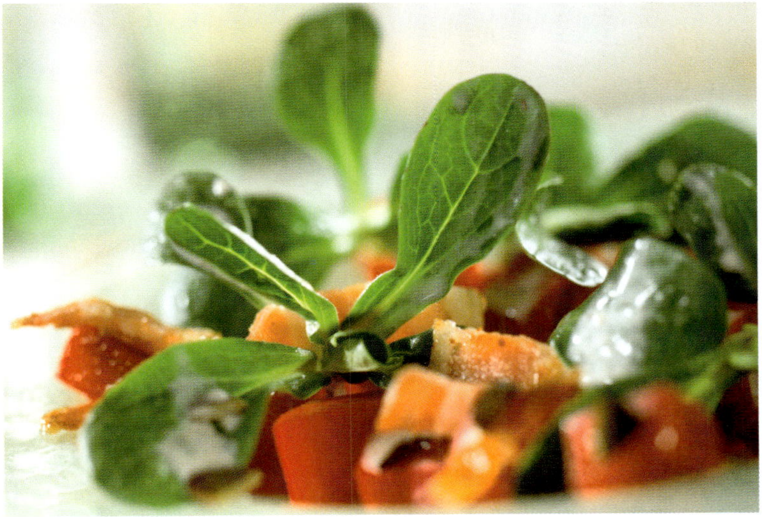

Grünes Gemüse, wichtig für Serotonin.

Serotoninmangel – Ursache für Fibromyalgie

Gehirn, auf das Gefäßsystem, die Skelettmuskulatur, die Darmmuskulatur, auf die Lunge und die Gebärmutter. Ein Mangel an Serotonin kann mit Fibromyalgie-Symptomen wie Schlafstörungen, Schmerzüberempfindlichkeit, Darmstörungen und Depressionen in Zusammenhang gebracht werden. Serotonin wird aus der Aminosäure Tryptophan hergestellt. Möglicherweise wird es aufgrund einer Darmstörung vermindert aus dem Darm aufgenommen. Der bei der Fibromyalgie oft gefundene Magnesiummangel beeinflusst ebenfalls die Serotoninbildung negativ.

Die Serotonin-Synthese im Gehirn soll bei Männern 52 Prozent höher sein als bei Frauen. Dies könnte zur verminderten Schmerzempfindlichkeit von Männern beitragen.

Notwendige Faktoren zur Bildung von Serotonin und Melatonin (siehe unten) aus Tryptophan sind Sauerstoff, SAM (siehe Seite 76), Folsäure, Vitamin B_6, Eisen sowie Magnesium (siehe auch Seite 23). Orthomolekularmediziner weisen darauf hin, dass gerade diese Stoffe bei vielen nicht in ausreichender Menge im Körper vorhanden sind.

Männer produzieren mehr Serotonin als Frauen

Melatonin

Melatonin wird aus Serotonin gebildet und weist bei vielen Patienten mit Serotoninmangel ebenfalls niedrige Werte auf. Melatonin ist das Schlafhormon schlechthin, das vornehmlich nachts produziert und

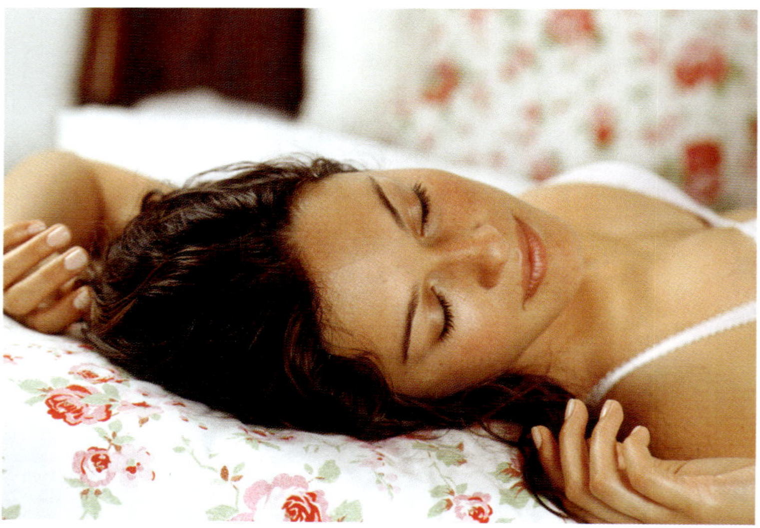

Ein Melatoninmangel führt zu Depressionen.

durch Tageslicht gehemmt wird. Der Schlafrhythmus wird neben Melatonin durch Cortisol bestimmt. Beide Hormone verhalten sich gegenläufig: Steigt Melatonin, sinkt Cortisol – und umgekehrt. Melatonindefizite rufen depressive Zustände hervor.
Normale Tiefschlafphasen sind wichtig für die körperliche und geistige Regeneration. Zwei Hormone, die in dieser Phase vor allem regeneriert werden, sind Testosteron und das Wachstumshormon. Beide Hormone zeigen sich ebenfalls oft erniedrigt.

Weibliche Hormone

Von einigen Forschern wird ein Östrogenmangel (verursacht zum Beispiel durch Hormonstörungen und Operationen) als wichtiger Faktor bei der Entstehung der Fibromyalgie angesehen. Ein niedriger Östrogen- und ein hoher Progesteronwert können das Schmerzgefühl im Körper verstärken. Progesteron verstärkt außerdem depressive Verstimmungen.

Östrogenmangel verstärkt das Schmerzgefühl

Ein erhöhter Prolaktinwert ist bei vielen Patientinnen nachweisbar. Ein Anstieg von Prolaktin führt zum Absinken der Östrogenwerte mit der möglichen Folge von Einschränkungen der Fruchtbarkeit. Nachweislich steigt Prolaktin durch Stress an. Was allerdings genau das Ansteigen oder Absinken der weiblichen Hormone verursacht, ist unbekannt.

DHEA, Testosteron und TSH

Einige Untersuchungen berichten von erniedrigten Werten von DHEA (Dehydroepiandrosteron) und Testosteron (männliche Geschlechtshormone aus der Nebennierenrinde, die auch bei Frauen produziert werden). Niedrige Testosteronwerte werden mit schlechten medizinischen Allgemeinzuständen in Verbindung gebracht.
Ein weiteres, nur in geringen Mengen vorhandenes Hormon ist das Thyreoidstimulierende Hormon der Hirnanhangsdrüse (TSH). Es kontrolliert die Schilddrüsenhormonproduktion. Erniedrigte Werte werden aber offensichtlich nur bei einem Teil der Patienten gefunden.

Wachstumsfaktor

Der Wachstumsfaktor, der ebenfalls in der Hirnanhangsdrüse ausgeschüttet wird, stimuliert den insulinähnlichen Wachstumsfaktor 1 (IGF-1) in der Leber. Während einige Studien eine Erniedrigung beider Faktoren bei Fibromyalgie-Patienten angeben, konnten andere Studien diesen Effekt nicht nachweisen. Allerdings scheint es möglich zu

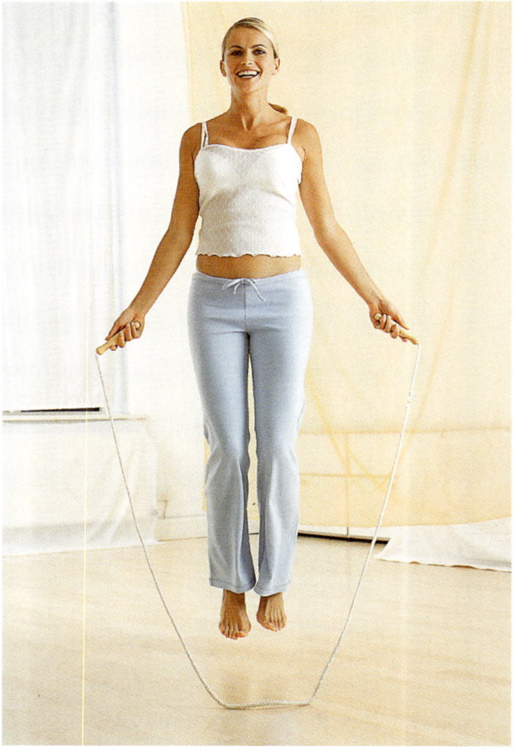

sein, dass erniedrigte Werte mit zunehmendem Alter und Eintritt der Menopause den Körper empfindlicher gegenüber dem Ausbruch von Fibromyalgie machen. Auch kann anscheinend das Erscheinungsbild der Fibromyalgie verschlimmert werden. Übergewicht (ein erhöhter Body-Mass-Index, (siehe Seite 73) und die Bauchfettsucht erniedrigen den Wachstumsfaktor. Es ist nachgewiesen, dass eine Gewichtsregulierung zu einer Verbesserung der Fibromyalgie-Symptome führt. Mehrere Forscher halten die Erniedrigung des Wachstumsfaktors und seiner nachgeschalteten Regulationsachse für ein wesentliches krank machendes Element der Fibromyalgie.

Abbau von Übergewicht reduziert die Schmerzen.

Substanz P – Schmerzfaktor im Körper

Die Substanz P (P für englisch »pain« = Schmerz), ein Neuropeptid (Aminosäure des Nervensystems) für die Schmerzsignalübermittlung im Körper, ist bei vielen chronischen Schmerzpatienten im Blut erhöht. Offensichtlich scheint es im Unterschied zu anderen Schmerzpatienten für die Fibromyalgie spezifisch zu sein, dass die Substanz P auch in der Gehirn-Rückenmarks-Flüssigkeit (Liquor) erhöht gemessen werden kann. Da diese Untersuchung aber mit Risiken verbunden ist, kann sie nicht routinemäßig für die Diagnose der Fibromyalgie verwendet werden.

Schmerzfaktor – bei Fibromyalgie erhöht

Die Veränderung von Blutwerten

Lange Zeit konnten keine spezifischen Veränderungen in den Körperflüssigkeiten von Fibromyalgie-Patienten entdeckt werden. Auch heute noch sind Blutwertabweichungen, die man findet, nicht typisch für die Fibromyalgie; das heißt, die Veränderungen können auch bei anderen

Krankheiten auftreten. Allerdings fand man in der Gehirn-Rückenmarks-Flüssigkeit (Liquor) zwei Werte, die wohl nur in Zusammenhang mit der Fibromyalgie auftreten: die Substanz P und den Nerven-Wachstumsfaktor (NGF = nerve growth factor).

Stickoxid

Stickoxid (NO) wirkt im Körper als Überträgerstoff und wird bei Fibromyalgie-Patienten offensichtlich vermehrt produziert. Bestimmte Schmerzrezeptoren, die so genannten NMDA-Rezeptoren (n-methyl-D-aspartate) gelangen in einen erhöhten Aktivierungszustand und lösen im Körper Schmerz aus.

Antikörper des Immunsystems

Im Kampf gegen unbekannte Substanzen (Antigene) bildet das Immunsystem Antikörper zur Bekämpfung der Antigene. Tückischerweise werden aufgrund von Fehlern auch körpereigene Verbindungen als Antigene angesehen und abgewehrt. Diese Abwehrprozesse können im Körper zu Störungen, Krankheitszeichen und Schmerzen führen. Bislang sind bei Fibromyalgie-Patienten schon verschiedene Antikörper entdeckt worden.

Fehler im Immunsystem als Auslöser der Fibromyalgie

Antipolymere Antikörper (APA) sind bei Patientinnen gefunden worden, die mit Silikon-Implantaten das Bild der Fibromyalgie entwickelt haben (siehe Seite 37). In Vergleichsgruppen mit rheumatischen Erkrankungen weisen höchstens 13 Prozent der Patienten antipolymere Antikörper auf. Möglicherweise erhöhen diese Antikörper die Schmerzempfindung und könnten somit ein zusätzlicher Auslösefaktor der Fibromyalgie sein. Weitere Antikörper hat man gegen Serotonin, Phospholipide, Ganglioside, gegen Zellkerne und andere Zellbestandteile sowie gegen Schilddrüsengewebe gefunden.
Die Vielzahl der immunologischen Reaktionen deutet auf eine Störung des Immunsystems hin. Leider kann man nicht sagen, wo die Störung liegt und wodurch sie verursacht wurde. Auch gibt es keine speziellen Befunde, die eine Fibromyalgie beweisen können.

Nociceptin

Nociceptin ist ein Neuropeptid (Eiweißbotenstoff des Nervensystems), das schmerzhemmend wirkt. Bei Fibromyalgie-Patientinnen zeigte sich eine Erniedrigung des Nociceptin-Wertes, was ein schmerzverstärkender Faktor sein könnte.

Wen es treffen kann: Risikogruppen

Jüngste Schätzungen gehen von bis zu fünf Prozent Fibromyalgie-Patienten in den westlichen Industrienationen aus (Schwankungsbreite je nach Studie ein bis fünf Prozent). Von 100 Personen sind im Durchschnitt zwei bis fünf Personen an Fibromyalgie erkrankt. In Deutschland wären das bei 80 Millionen Einwohnern 1,6 bis 4 Millionen Fibromyalgiekranke. Eine ungeheuer große Zahl, welche die Bedeutung der Fibromyalgie unterstreicht.

Frauen – die Hauptbetroffenen

Frauen sind stärker gefährdet als Männer

An Fibromyalgie erkranken eindeutig mehr Frauen als Männer. 85 bis 95 Prozent der Kranken sind Frauen. Aufgrund des signifikanten Unterschieds drängt sich ein möglicher Zusammenhang mit dem weiblichen Hormonsystem förmlich auf. Er wird von der Wissenschaft auch entsprechend diskutiert. Mit zunehmendem Alter steigt das Risiko, an Fibromyalgie zu erkranken.

Frauenspezifische Faktoren

Gestörter Hormonhaushalt

Die Untersuchungen zum Zusammenhang zwischen Fibromyalgie und dem weiblichen Organismus ergaben interessante Einzelheiten. So weisen an Fibromyalgie erkrankte Frauen häufig weniger Schwangerschaften auf – möglicherweise ein Zeichen einer verminderten Fruchtbarkeit. Auch zeigte sich in einer Studie, dass bei Fibromyalgie-Frauen die Periode deutlich verspätet einsetzte.
Es gilt als gesichert, dass Frauen eine höhere Schmerzwahrnehmung beziehungsweise eine erniedrigte Schmerzschwelle besitzen. Die verringerte Schmerzschwelle konnte für mechanische und elektrische Reize wie auch Kältereize und Minderdurchblutungsreize nachgewiesen werden. Ob hier hauptsächlich Körperhormone, psychologische oder soziale Ursachen zugrunde liegen, ist unklar. Die größere Schmerzhaftigkeit sagt allerdings nichts über die tatsächliche Leidensfähigkeit aus.

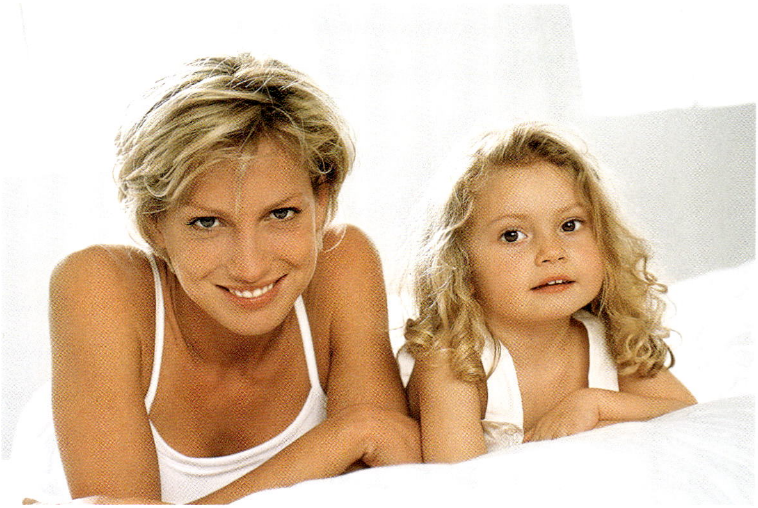

An Fibromyalgie leiden vorwiegend Frauen.

Untersuchungen haben ergeben, dass Frauen über wesentlich effektivere Schmerzverarbeitungsstrategien verfügen als Männer. Dazu gehören positives Denken, die Suche nach pragmatischen Lösungsstrategien und nach praktischer und sozialer Unterstützung.

Auch Kinder erkranken an Fibromyalgie

Die Fibromyalgie ist nicht nur auf Erwachsene begrenzt. Untersuchungen zufolge haben Kinder eine ähnliche statistische Wahrscheinlichkeit, an Fibromyalgie zu erkranken. Laut Schätzungen sind 1,2 bis 6,2 Prozent betroffen. Allerdings liegen bislang zu wenig Zahlen vor, die dies verlässlich stützen könnten. Der Begriff der Kinder-Fibromyalgie (Juveniles primäres Fibromyalgie-Syndrom) wurde 1985 geprägt. Immerhin sollen 25 bis 40 Prozent der Kinder mit chronischen Schmerzen speziell am Fibromyalgie-Syndrom leiden. Betroffen sind Kinder im Schulalter, auch hier wieder mehr Mädchen als Jungen. Mit zunehmendem Alter steigt das Risiko, Symptome zu entwickeln, und die Geschlechtsdifferenz zwischen Mädchen und Jungen tritt noch deutlicher in Erscheinung.

Mädchen trifft es häufiger als Jungen

Bei Kindern sind begleitende psychologische Probleme (Depression, Verhaltensauffälligkeiten, Angst, soziale Isolation) weitaus häufiger anzutreffen als bei Erwachsenen.

Risikofaktoren

Das Auftreten verschiedener Krankheitszeichen kann die Wahrscheinlichkeit, ein Fibromyalgie-Syndrom zu entwickeln, erhöhen. Dazu gehört eindeutig der auf den Körper bezogen weit ausgedehnte Schmerz, in deutlich geringerem Grad auch der auf bestimmte Regionen begrenzte Schmerz. Chronischer Schmerz mit einer Dauer von mehr als sechs Jahren kann für den Ausbruch einer Fibromyalgie sprechen, ebenso das Nebeneinander von mindestens vier typischen Fibromyalgie-Symptomen. Neben dem Schmerz fand man weiterhin zwei auffällig mit dem Ausbruch einer Fibromyalgie in Zusammenhang stehende klinische Zeichen: das Gefühl der Zerschlagenheit am Morgen und so genannte Parästhesien, Fehlempfindungen der Haut wie Schmerz und Kribbeln. Interessanterweise konnten einige Untersuchungen eine hohe Zahl von Tenderpoints nicht mit einer erhöhten Wahrscheinlichkeit, ein Fibromyalgie-Syndrom zu entwickeln, in Zusammenhang bringen. Die Anzahl schmerzhafter Tenderpoints ist demnach also nicht unbedingt ein Zeichen für das Ausbrechen eines Fibromyalgie-Syndroms.

Weitere Faktoren

Vererbung und Fibromyalgie

Fibromyalgie kann vererbt werden

Eine genetische Anlage zur Entwicklung einer Fibromyalgie mag bei vielen gegeben sein, vor allem in Familien mit Fibromyalgie-Fällen. Oftmals sind die entsprechenden Gene aber nicht aktiv, sondern stumm, das heißt, sie greifen nicht in Körperprozesse ein. Unbekannte Faktoren, so genannte Trigger (wie Allergien, Entzündungen, emotionale, psychische, traumatische Prozesse usw.) können die Gene aktivieren und die Erkrankung zum Ausbruch kommen lassen. Im Bereich der Schmerzforschung, die natürlich auch für die Fibromyalgie sehr wichtig ist, hat man schon mehr Hinweise sammeln können. Schätzungen zufolge beeinflusst die genetisch bedingte Fixierung auf den Schmerz die Menschen zu 10 bis 50 Prozent. Jeder Mensch empfindet Schmerz unterschiedlich stark, was im Wesentlichen mit seinen Genen (so genannten Schmerz-Genen) zusammenhängt. Damit kommt den naturgegebenen biologischen Einflussfaktoren eine je nach Einzelfall unterschiedlich starke, insgesamt aber doch erhebliche Bedeutung zu.

Familiäre Einflussfaktoren

Fibromyalgie – in manchen Familien gehäuft

Sowohl bei Kindern als auch bei Erwachsenen mit Fibromyalgie sind auffallend starke familiäre Einflussfaktoren nachweisbar. Chronische Schmerzsyndrome wie Rückenschmerzen, Schulter-/Nackenschmerzen und Kopfschmerzen/Migräne findet man auffallend oft bei anderen Familienmitgliedern, insbesondere bei den Eltern.

Überbeweglichkeit von Gelenken

Untersuchungen haben ergeben, dass gehäuft eine Kombination von Fibromyalgie und überbeweglichen (hypermobilen) Gelenken festzustellen ist. Eine unbewiesene Theorie geht davon aus, dass wiederholte kleine Traumata infolge der hypermobilen Gelenke einen lokalen Gelenkschmerz auslösen, der dann über eine Fehlfunktion des Hormonsystems zu einem generalisierten Schmerzsyndrom führt.

Rückenbeschwerden

Chronische, länger als drei Monate anhaltende Rückenschmerzen sind oft Erstsymptom einer Fibromyalgie (besonders der Lendenwirbelsäulenschmerz, dann der Halswirbelsäulenschmerz). Eine Studie zeigte, dass

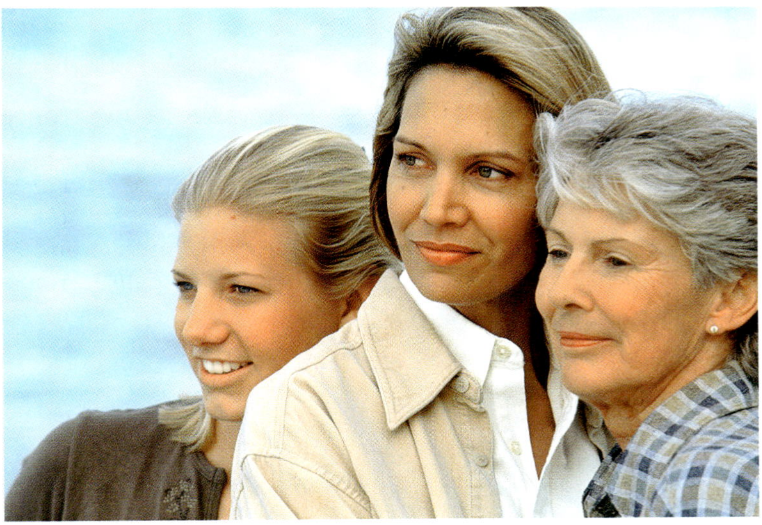

Fibromyalgie trifft häufig Mütter und ihre Töchter.

25 Prozent der Patienten mit chronischen Rückenschmerzen Fibromyalgie hatten. Wiederum führt nach anderen Studien der chronische Rückenschmerz nicht zu einem erhöhten Auftreten einer Fibromyalgie. Wer also an chronischen Rückenschmerzen leidet, hat nicht unbedingt ein höheres Risiko, an Fibromyalgie zu erkranken. Der chronische Rückenschmerz kann aber erster Ausdruck einer Fibromyalgie-Erkrankung sein. Einer deutschen Studie zufolge leiden zudem viele Fibromyalgie-Patienten an Rückenproblemen wie Skoliose, Bewegungseinschränkungen, Wirbelkörperblockierungen und Muskelverspannungen. Tatsache ist, dass auffallend viele Fibromyalgie-Patienten an chronischen Rückenbeschwerden leiden.

Körperliche und seelische Traumata

Verschiedene Studien haben festgestellt, dass Traumata auf den Körper oder die Persönlichkeit des Patienten die Fibromyalgie auslösen können. In Vergleichen mit anderen Schmerzpatienten wiesen Fibromyalgie-Patienten signifikant häufiger traumatische Ereignisse in der Vorgeschichte auf. Allerdings ist durch die vorliegenden Untersuchungen nicht bewiesen, ob Traumata körperlicher oder seelischer Art tatsächlich zu einem vermehrten Auftreten eines Fibromyalgie-Syndroms führen können. Folgende Stressereignisse können einer Fibromyalgie-Erkrankung zugrunde liegen:

Traumata können die Fibromyalgie fördern

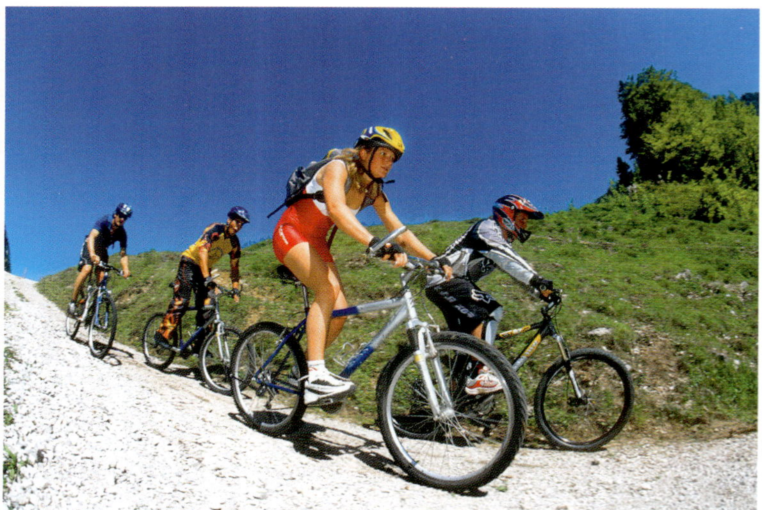

Ein Sturz kann die Fibromyalgie auslösen.

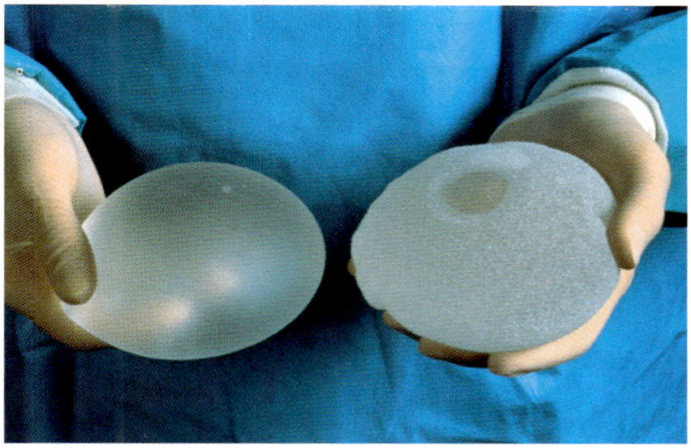

- **Mechanische Traumata:** Sturz, Sportunfall, Verkehrsunfall, Arbeitsunfall, Verletzung, Operation, Entbindung.
- **Seelische Traumata:** Schwangerschaftsabbruch, sexueller Missbrauch, Verlust durch Todesfall, Partnerschaftstrennungen, körperliche Gewalt.
- **Schleudertraumata der Halswirbelsäule:** Einige Untersuchungen ergaben, dass eine Weichteilverletzung der Halswirbelsäule zu einem vermehrten Auftreten von Fibromyalgie führt. Man vermutet aufgrund der bei Fibromyalgie erhöhten Werte des Dynorphin A, dass dieses körpereigene Morphin in der Gehirn-Rückenmarks-Flüssigkeit bei einem Schleudertrauma vermehrt gebildet wird.

Undichte Silikonimplantate als Auslöser der Fibromyalgie.

- **Silikon-Brustimplantate:** In den USA wurde festgestellt, dass bei Frauen, denen ein Silikonkissen in die Brust eingepflanzt worden war, aus dem dann Silikon austrat, das Risiko, an Fibromyalgie zu erkranken, deutlich erhöht war. Als Ursache wird eine durch das Silikon ausgelöste fehlgeleitete Immunantwort diskutiert (siehe Seite 31).

Allergien

Allergien – mögliche Ursache für Fibromyalgie

Meistens verbindet man mit einer Allergie so bekannte Erscheinungsformen wie Heuschnupfen und Asthma. Weniger beachtet, selbst von Medizinern, werden die versteckten Nahrungsmittelallergien. Dabei kommen sie weitaus häufiger vor, als man denkt. Die dadurch verursachten Symptome erinnern stark an die Fibromyalgie: Migräne, Kopfschmerzen, Reizdarmsyndrom, Verdauungsbeschwerden mit Verstopfung und/oder Durchfall, Blähungen, Angst- und Panikzustände, Müdigkeit, Depressionen, Konzentrationsmängel, Übergewicht, rheumatische Muskelbeschwerden. Moleküle aus der Nahrung gelangen über die Darmbarriere in das Blut und lösen hier eine krankhafte Alarmreaktion des Immunsystems aus: Antikörper (Abwehrzellen) heften sich an die Antigene (Nahrungsmoleküle, die vom Immunsystem bekämpft werden) und bilden Immunkomplexe, die sich im Körper störend bemerkbar machen. Die Immunkomplexe können sich in Muskeln, Seh-

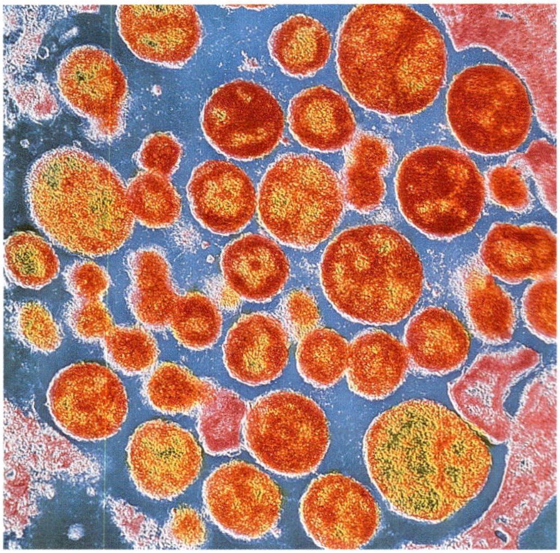

nen, im Verdauungstrakt oder im Gehirn ablagern und mit ihren Botenstoffen das Immunsystem aus dem Gleichgewicht bringen. Aus diesem Grund gehört zu jeder Fibromyalgie-Diagnostik die Suche nach einer versteckten Nahrungsmittelallergie.
Die Schwierigkeit liegt allerdings darin, dass die üblichen schulmedizinischen Tests wie Prick- und Rast-Test nicht zuverlässig sind. Besser geeignet zum Auffinden von Unverträglichkeiten wären der Ig G4- (Immunglobulin G4), der zytotoxikologische oder der Alcatest. Feinenergetische Tests der komplementären Medizin wie Elektroakupunktur, Kinesiologie oder Bioresonanz erfordern einen sehr erfahrenen Therapeuten.

Chlamydien sollen die Fibromyalgie auslösen.

Infektionen

Verschiedene Viren und Bakterien sollen an der Entstehung der Fibromyalgie teilweise oder maßgeblich beteiligt sein. Durch die Infektion wird eine Immunreaktion ausgelöst, die zur Bildung fehlgeleiteter Immunkomplexe führen kann (ähnlich wie bei Allergien, auf Seite 37 beschrieben) mit der Folge von Immunantwortstörungen.
Fibromyalgie lösen unter anderem die Viren Herpes 1 und 2, Varizellen-Zoster, Herpes Typ 6 (HHV 6), Cytomegalie, Epstein-Barr, Hepatitisviren, Enteroviren, Parvoviren, Bornaviren, Coxsackie oder HIV aus. Unter den Bakterien stehen die Borrelien (Überträger der Lyme-Borreliose durch Zeckenbiss), Chlamydien, Camphylobakter oder Yersinien im Verdacht.

Die wichtige Rolle des Darms bei Fibromyalgie

Der Darm ist an der Entstehung der Krankheit und an der Unterhaltung der Schmerzen beteiligt. 40 bis 80 Prozent der Patienten leiden an den Symptomen eines Reizdarmsyndroms. Der Magen-Darm-Trakt

Gestörte Darmfunktion als Auslöser für Fibromyalgie

besitzt ein eigenständiges Nervensystem, das weitestgehend unabhängig vom zentralen Nervensystem arbeitet. Die hier verwendeten Botenstoffe sind teilweise identisch mit Schmerzstoffen (Serotonin, Substanz P), die auch bei der Fibromyalgie eine entscheidende Rolle spielen. Ungefähr 80 Prozent der Immunreaktionen im menschlichen Körper laufen im Darm ab, wo ständig Nahrungsbestandteile in den Körper aufgenommen und Giftstoffe erkannt und entfernt werden müssen. Der Darm stellt eine riesige, mehrere Quadratmeter messende Fläche mit offener Schleimhaut dar, die speziell gegen unerwünschte Eindringlinge geschützt werden muss. Zu diesem Zweck gibt es im Körper mehrere Schutzmechanismen: eine Darmflora aus »freundlichen« Bakterien und eine spezielle Zellschicht zwischen Darm und Körperinnerem (Epithelschicht). Sie verhindern das Eindringen von Fremdkörpern und Antigenen und stimulieren das spezielle Darmimmunsystem (enteric nervous system).

Wie das Immunsystem im Darm arbeitet

Bei einer Störung der Darmflora oder einer Verletzung der Darmschleimhaut können Fremdstoffe, Toxine und Keime relativ ungehindert in das Körperinnere eindringen. Ursachen für Störungen und Verletzungen können Medikamente, Giftstoffe, falsche Ernährung wie zu viel Zucker und Fette, künstliche Zusätze, aber auch Mangel an Vitaminen, Spurenelementen, Mineralstoffen oder Ballaststoffen sein. Gelangen körperfremde Stoffe in das Körperinnere, schüttet das Immunsystem im Darm stark entzündlich wirkende Substanzen (Serotonin, Histamin, Heparin) aus. Diese Abwehrstoffe können Entzündungen und Allergien im Darm auslösen. Auch die Entzündungsbereitschaft des Körpers selbst »harmlosen« Substanzen gegenüber nimmt zu. Ebenso steigt die allgemeine Schmerzempfindlichkeit an.

Die Serotoninstörung beginnt im Darm

Funktionsstörungen des Magen-Darm-Trakts können zu einer Überbelastung der Leber führen, da die Zerkleinerung und der Aufschluss der Nahrung nicht mehr vollständig im Darm erfolgt und sich toxische Stoffe bilden können. Funktionsstörungen der Leber sind auch Ursache chronischer Schmerzen. Durch die Fehlfunktion des Darms werden bestimmte Nahrungsbestandteile wie Vitamine, Spurenelemente und andere Vitalstoffe schlechter aufgenommen. Es ist durchaus möglich, dass die bei manchen Fibromyalgie-Patienten vorhandene Serotoninstörung im Darm beginnt (siehe Seite 27).

Was die Fibromyalgie nicht verursacht

Die Fibromyalgie – keine Gelenkerkrankung

Immerhin kann man einige Befürchtungen, die Patienten im Zusammenhang mit der Fibromyalgie immer wieder vorbringen, zerstreuen. Die Fibromyalgie ist keine Gelenkerkrankung. Die Gelenke entzünden sich nicht, tun normalerweise nicht weh (mit Ausnahme der Gelenkumgebung) und werden nicht deformiert. Körperverformungen oder Verstümmelungen wie bei der Rheumatoiden Arthritis trifft man nie an. Eine entzündliche Muskelerkrankung mit fortschreitendem Verlauf kann man ausschließen.

... und selten verursachen kann

Das Fibromyalgie-Syndrom mit seinem Hauptsymptom des weit verbreiteten chronischen Schmerzes kann mit einer erhöhten Rate von Tumoren einhergehen, besonders mit Brustkrebs bei Frauen und Prostatakrebs bei Männern. Die Gründe hierfür sind nicht ausreichend geklärt. Möglicherweise versteckt der chronische Schmerz weitere Erkrankungen (was dann mit der Fibromyalgie nichts zu tun hätte), oder die Hormonveränderungen im Zusammenhang mit der Fibromyalgie fördern das Tumorwachstum und beeinträchtigen das Immunsystem. Mit Ausnahme dieser beiden speziellen Tumorformen gibt es keine anderen Erkrankungen, die gehäuft mit der Fibromyalgie auftreten.

Verdacht Fibromyalgie – was nun?

Noch vor einigen Jahren war das Krankheitsbild der Fibromyalgie objektiv nicht zu beweisen. Heutzutage ist es möglich, durch aufwändige Untersuchungen das Krankheitsbild zu untermauern. Allerdings nur zu Forschungszwecken, da diese Untersuchungen mit extrem hohen Kosten verbunden sind. Routineverfahren, die die Diagnose der Fibromyalgie schnell, effektiv und kostengünstig sichern, gibt es noch nicht.

Keine einfache Diagnose bei Fibromyalgie

Ein Spezialist ist nötig

Wenn das Wort Fibromyalgie einmal im Zusammenhang mit Ihrem Beschwerdenbild gefallen ist, wird es Sie nicht mehr loslassen. Zur Bestätigung oder zum Ausschluss eines Fibromyalgie-Syndroms sollten

Sie sich in jedem Fall an einen Spezialisten wenden. Üblicherweise könnte es sich um einen rheumatologisch orientierten Orthopäden oder Internisten handeln, es gibt aber durchaus auch andere Facharztgruppen, wie Allgemeinärzte, Anästhesisten, Schmerztherapeuten und Neurologen, die sich auf die Fibromyalgie spezialisiert haben. Selbsthilfegruppen (Adressen siehe Seite 124) sind eine gute Quelle, um an entsprechende Adressen zu kommen.

Die Diagnose sichern

Diagnose durch Ausschluss anderer Krankheiten

Die Bestätigung der Diagnose erfolgt in erster Linie durch eine sorgfältige Krankenvorgeschichte und genaue körperliche Untersuchung. Die Familienvorgeschichte, Schmerzerkrankungen in der Familie, traumatische körperliche oder emotionale Ereignisse werden genau erfasst und die zeitliche Entstehung von Krankheitssymptomen wird erfragt. Die Art der Krankheitszeichen und der Ausprägungsgrad werden anhand einer Liste bekannter funktioneller und vegetativer Beschwerden bewertet. Bei der körperlichen Untersuchung spielen die Tenderpoints

Erkrankungen mit ähnlichen Symptomen wie bei der Fibromyalgie

- Muskelerkrankungen unterschiedlichster Herkunft
- Verschiedene durch Bakterien und Viren ausgelöste Krankheiten
- Myalgische Encephalomyelitis (ME)
- Polymyalgia Rheumatica (PR) und andere entzündlich-rheumatische Erkrankungen
- Rheumatoide Arthritis (RA)
- Tuberkulose
- Schilddrüsenunterfunktion (Hypothyreose)
- Nebennierenrindeninsuffizienz (Morbus Addison)
- Bakterielle Herzentzündung (Bakterielle Endocarditis)
- Darmschleimhautentzündungen (Colitis ulcerosa und Morbus Crohn)
- Hypermobilitätssyndrom
- Spannungskopfschmerz/Migräne
- Bösartige Tumoren
- Multiple Sklerose im Anfangsstadium

eine entscheidende Rolle. Ihre Existenz ist Voraussetzung für das Vorliegen einer Fibromyalgie. Weiterhin wird die Muskulatur allgemein auf Druckgefühl, diffuse Schmerzhaftigkeit und Kraftentfaltung untersucht. Ein orthopädischer Gelenkstatus schließt sich an.
In zweiter Linie müssen andere, ähnliche Krankheitsbilder ausgeschlossen werden, insbesondere aus dem rheumatischen und neurologischen Formenkreis. Hier sind neben den Krankheitszeichen und dem körperlichen Untersuchungsbefund auch Laborbefunde (siehe Kasten Seite 43) zu nennen, die auf andersartige Erkrankungen hinweisen können.
Ausdrücklich sei nochmals erwähnt, dass die Fibromyalgie auch zusammen mit anderen Erkrankungen auftreten kann. Es hat sich bei sehr vielen Patienten als vorteilhaft erwiesen, eine stationäre Behandlung in einer auf Fibromyalgie spezialisierten Klinik vorzunehmen. Die Diagnose kann man hier bestätigen, die Unterform des Fibromyalgie-Syndroms bestimmen und einen geeigneten Therapieplan erstellen.

Genetische Untersuchungen

Bei einigen Patienten bestehen genetische Abweichungen (so genannte Polymorphismen) bei der Entgiftungsfunktion gegenüber bestimmten Toxinen wie Schwermetallen, Konservierungsstoffen, Lösemitteln, Genussgiften und anderen Umweltschadstoffen. Kann der Körper aufgrund fehlerhaft angelegter Gene diese Stoffe nicht oder nicht ausreichend entgiften, ist die Entstehung eines der Fibromyalgie ähnlichen Krankheitsbilds wahrscheinlich.
Wird ein Gendefekt festgestellt, erfolgt die Behandlung durch Einnahme entsprechender Wirkstoffe. Folgende Enzymsysteme können untersucht werden: die Glutathion-S-Transferase MI, die Glutathion-S-Transferase TI, die Carnitin-Acyltransferase II. Die Bestimmung des CPT-II-Gens erkennt eine Störung des Fettabbaus, der ebenfalls ein der Fibromyalgie ähnliches Krankheitsbild auslösen kann.

Fehldiagnosen

Hohe Fehlerquote bei der Diagnose

Die Fehlerquote bei der Diagnose der Fibromyalgie ist leider sehr hoch. Der Hauptgrund dafür ist eindeutig in den unterschiedlichen Krankheitszeichen der Fibromyalgie zu suchen, die sich teilweise nicht von anderen Erkrankungen abheben. Es können am Anfang einige wenige Symptome auftreten, später kann eine Vielzahl von Symptomen

Laboruntersuchungen, um andere Krankheiten auszuschließen

- Differenzialblutbild
- Blutkörperchensenkungsgeschwindigkeit (BSG)
- C-reaktives Protein (CRP)
- Elektrophorese
- Kalium
- Kalzium
- Phosphat
- Alkalische Phosphatase (AP)
- Kreatinkinase (CK)
- Thyroidea-stimulierendes Hormon (TSH)
- Antinukleäre Antikörper (ANA)
- Rheumafaktoren
- Leber- und Nierenwerte

Neben diesen Basiswerten sollten weitere Untersuchungen abhängig von möglichen Verdachtsdiagnosen erfolgen. Dazu gehören beispielsweise das Elektromyogramm (EMG) und die Muskelbiopsie.

hinzukommen. Bislang gibt es noch keine beweisenden Untersuchungen in der Routinediagnostik zur Sicherung der Fibromyalgie.

Bei vielen Patienten wird die Fibromyalgie über Jahre übersehen und mit anderen Krankheitsbildern in Zusammenhang gebracht. Aber auch der umgekehrte Fall, dass eine Fibromyalgie fälschlicherweise diagnostiziert wird, kommt häufiger vor, als man denkt. Eine kanadische Studie konnte belegen, dass lediglich 34 Prozent der Patienten, bei denen in der Erstdiagnose Fibromyalgie identifiziert worden war, tatsächlich Fibromyalgie hatten. Bei den restlichen 66 Prozent wurden bei der Nachuntersuchung zumeist Erkrankungen des rheumatischen Formenkreises (wie die Rheumatoide Arthritis) gefunden. Die Ergebnisse sind ohne weiteres auf andere westliche Länder zu übertragen.

Fibromyalgie wird oft übersehen

Es zeigt die Schwierigkeit und Unsicherheit, eine Fibromyalgie-Erkrankung korrekt zu diagnostizieren. Eine falsche Einordnung von Krankheitszeichen beeinträchtigt nicht nur die weitere Lebensplanung, sondern verzögert auch die Einleitung einer sinnvollen Therapie. Die exakte Diagnosestellung sollte daher entsprechenden Spezialisten (siehe Seite 40) vorbehalten bleiben.

Test

Wie stark ist die Fibromyalgie bei mir ausgeprägt?

(in Anlehnung an Müller und Lautenschläger)

Block 1

Sie haben seit mehr als 3 Monaten Schmerzen im Bereich folgender Körperregionen:

– Rücken	3 Punkte
– Brustkorb	3 Punkte
– Arme	3 Punkte
– Beine	3 Punkte
Sie haben seit mehr als 6 Jahren chronische Rückenschmerzen	3 Punkte
In Ihrem Elternhaus gab es Schmerzpatienten	1 Punkt
Sie hatten in Ihrer Kindheit traumatische, emotionale oder körperliche Erlebnisse	3 Punkte
Sie leiden tagsüber unter Müdigkeit/Schwäche	3 Punkte
Sie leiden unter morgendlicher Zerschlagenheit	1 Punkt
Sie leiden unter Morgensteifigkeit des Körpers	1 Punkt
Sie haben Einschlaf- und/oder Durchschlafstörungen	2 Punkte
Ihr Schlaf ist für Sie nicht erholsam	1 Punkt
Sie haben Depressionen	3 Punkte
Sie haben Angstsymptome bis hin zu Panikattacken	1 Punkt
Es besteht bei Ihnen eine Überbeweglichkeit der Gelenke	1 Punkt
Max. Summe:	**32 Punkte**

26

Block 2

Bei Ihnen treten Gefühlsstörungen/Missempfindungen an der Haut auf	1 Punkt
Sie haben vermehrten Harndrang/häufig Blasenentzündungen	1 Punkt
Sie leiden unter Zähneknirschen/Kieferschmerzen	1 Punkt
Sie leiden vermehrt unter Kopfschmerzen	1 Punkt
Sie leiden unter Gesichtsschmerzen	1 Punkt
Sie leiden unter einem Fremdkörpergefühl beim Schlucken	1 Punkt
Sie leiden unter häufigen Magen-Darm-Beschwerden (z.B. Verstopfung, Durchfall, Koliken, Blähungen)	1 Punkt
Sie leiden unter Gelenkschwellungen oder einem geschwollenen Gewebegefühl	1 Punkt
Max. Summe:	**8 Punkte**

5

Block 3

Sie leiden zeitweise unter Herzrasen	1 Punkt
Sie leiden zeitweise unter Atemnot	1 Punkt
Es bestehen bei Ihnen Schwindelsymptome	1 Punkt
Beim Wechsel vom Liegen zum Stehen wird Ihnen schwarz vor den Augen	1 Punkt
Sie leiden unter vermehrtem Schwitzen der Hände	1 Punkt
Sie haben vermehrt kalte Hände und Füße	1 Punkt
Ihre Hände zittern	1 Punkt
Sie leiden unter einem trockenen Mund	1 Punkt
Max. Summe:	**8 Punkte**

4

Auswertung

Block 1: weniger als 15 Punkte
Block 2: weniger als 3 Punkte
Block 3: weniger als 3 Punkte
Die Wahrscheinlichkeit, dass ein Fibromyalgie-Syndrom bei Ihnen besteht, ist klein. Eventuell leiden Sie an einer andersartigen Erkrankung, die mit ähnlichen Symptomen einhergeht. Lassen Sie die Verdachtsdiagnose Fibromyalgie überprüfen.

Block 1: mehr als 18 Punkte
Block 2: mehr als 3 Punkte
Block 3: mehr als 3 Punkte
Es besteht eine relative Wahrscheinlichkeit, dass Sie am Fibromyalgie-Syndrom leiden. Eine entsprechende Therapiezusammenstellung sollte möglichst rasch erfolgen.

Block 1: mehr als 25 Punkte
Block 2: mehr als 5 Punkte
Block 3: mehr als 5 Punkte
Mit hoher Wahrscheinlichkeit leiden Sie an einem ausgeprägten Fibromyalgie-Syndrom. Aufgrund der zahlreichen Symptome muss eine sorgfältige Therapie von einem Spezialisten, eventuell von einer speziell ausgerichteten Klinik zusammengestellt werden.

Anmerkung

Da wie auf Seite 8 und 12 beschrieben keine Symptome existieren, die eindeutig für die Fibromyalgie sprechen, kann man lediglich anhand des Auftretens von bestimmten Krankheitszeichen eine Wahrscheinlichkeit für das Vorhandensein eines Fibromyalgie-Syndroms formulieren. Je ausgeprägter und häufiger bestimmte Symptome auftreten, desto eher kann man von einer Fibromyalgie-Erkrankung sprechen. Die Wahrscheinlichkeit einer Krankheitsfixierung (siehe Seite 56) und stärkeren Schmerzausprägung steigt an.
Jeder Fibromyalgie-Patient hat aber nur einige der aufgeführten möglichen Symptome. Eine Vielzahl von Krankheitszeichen bedeutet noch lange nicht, dass ein Patient besonders schmerzhaft von der Fibromyalgie betroffen ist. Auch kann das Auftreten nur weniger Symptome eine Fibromyalgie nicht gänzlich ausschließen. Letztlich muss immer eine Untersuchung durch einen Spezialisten erfolgen.

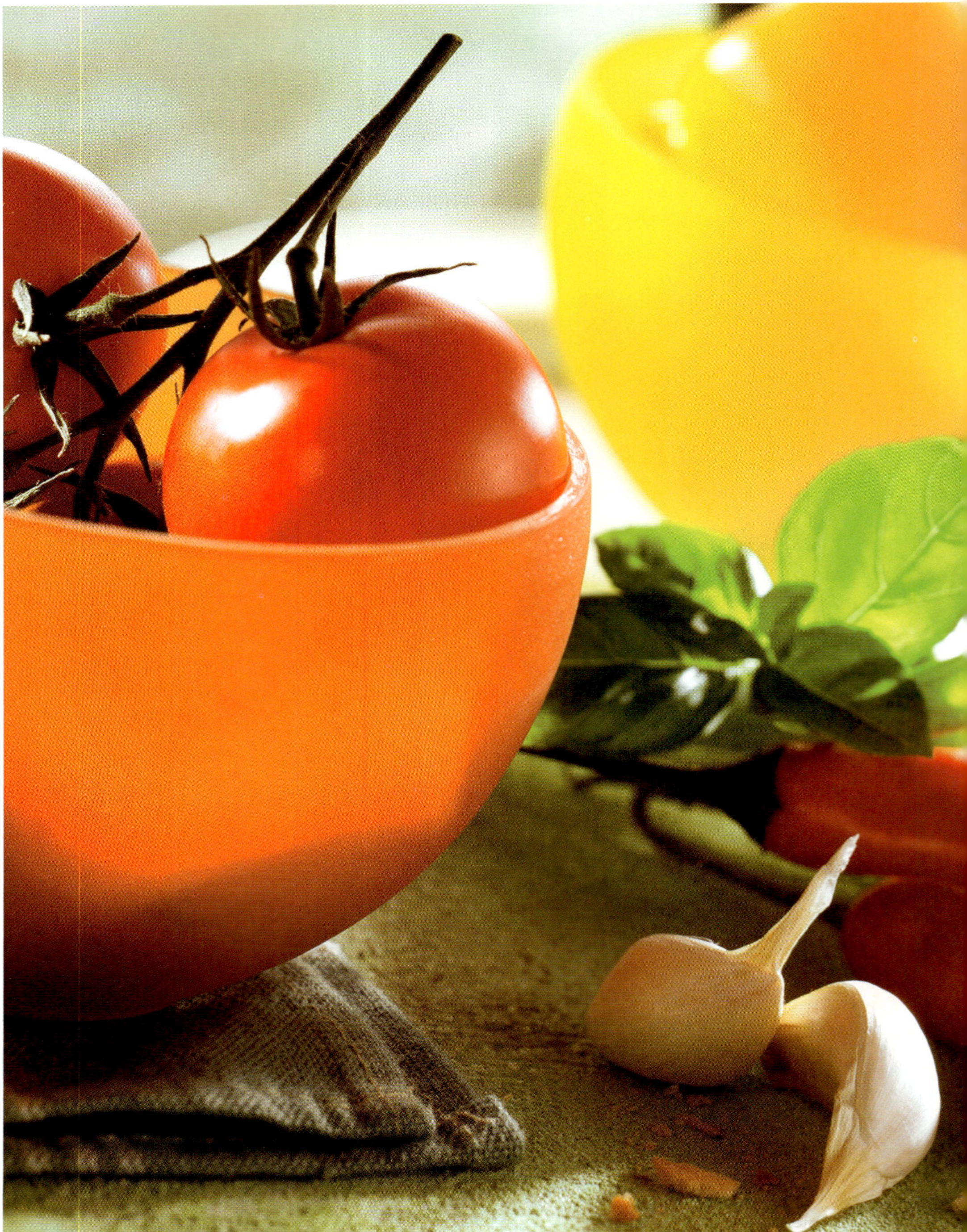

Mögliche Therapien bei Fibromyalgie

Für das komplexe Krankheitsbild Fibromyalgie gibt es noch keine Therapie, die der Mehrzahl der Erkrankten Heilung verspricht. Die meisten Therapien bewirken Linderung bis hin zu wesentlicher Besserung. Aufgrund der Vielschichtigkeit der Fibromyalgie ist es aber zweifelhaft, ob jemals eine allen Patienten dienende Therapieform gefunden wird. Trotzdem gibt es immer wieder Berichte über Heilungserfolge, die allen anderen Patienten Mut machen sollten.

Gibt es Heilung bei Fibromyalgie?

Die Fibromyalgie ist eine vielschichtige Erkrankung, an der zahlreiche Körpersysteme beteiligt sind. Eine kausale, das heißt eine an der Ursache angreifende Therapie ist nicht bekannt, da man die eigentlichen Ursachen gar nicht kennt. Noch schwieriger wird es, weil die Fibromyalgie ein Oberbegriff für unterschiedliche Formen mit ähnlichen, aber auch verschiedenen Symptomen ist. Eine sinnvolle Therapie kann nur aus mehreren Vorgehensweisen bestehen, die die unterschiedlich gestörten Körpersysteme verlangen. Die Therapiekonzepte greifen ineinander und wirken dadurch stärker auf den Organismus ein, als eine einzelne Therapie das überhaupt könnte. Die meisten Therapieansätze versprechen Linderung bis hin zu einer wesentlichen Besserung. In Einzelfällen sind auch Heilerfolge zu verzeichnen, die Literaturangaben darüber bewegen sich im Bereich von fünf Prozent. Die Anzahl der nicht wissenschaftlich erfassten Heilungen liegt vermutlich noch höher.

Fibromyalgie lässt sich lindern

Faktoren, die den Krankheitsverlauf günstig beeinflussen

Eine große Chance auf Besserung oder gar Heilung der Fibromyalgie haben

- Patienten jüngeren Alters und höheren Einkommens, was auf eine bessere soziale Unterstützung deuten könnte.
- Patienten mit einer geringen Zahl von Tenderpoints (siehe Seite 15).
- Patienten mit eher geringeren Ein- und/oder Durchschlafstörungen.

Hoffnung auf Besserung

Studien vergangener Jahre haben eher ein pessimistisches Bild des Krankheitsverlaufs mit häufiger Symptomenzunahme gezeichnet. Neuere Beobachtungsstudien, die über Jahre verfolgt worden waren, zeigen, dass etwa die Hälfte der Patienten mit Fibromyalgie und chronisch weit verbreiteten Schmerzen (siehe auch Seite 16) eine Besserung des Krankheitsbilds erfahren. Demnach empfanden 36 Prozent der Patienten nach einigen Jahren nicht mehr den »weit verbreiteten chronischen Schmerz«, 53 Prozent dieser Patienten erfüllten aufgrund der Verbesserungen sogar nicht mehr die Kriterien der Fibromyalgie, galten also nicht als krank. Insgesamt zeigt sich, dass das weitere Schicksal eines Fibromyalgie-Patienten eventuell als zu pessimistisch eingeschätzt wurde. Die Zahl der Krankheitsbesserungen (teilweise auch Heilungen) scheint mit zunehmender Zeitdauer weitaus höher (möglicherweise um die 50 Prozent) zu sein als bislang angenommen.

Jeder Fall ist ein Einzelfall

Die Ursachen, die zum Fibromyalgie-Syndrom geführt haben, sind bei jedem Patienten anders gelagert. Die Störungen der Hormonachsen, der zentralen Schmerzverarbeitung und der begleitenden psychischen Symptome haben bei jedem Patienten eine andere Ausprägung und reagieren auf Therapiekonzepte unterschiedlich. In der Konsequenz bedeutet dies, dass eine sinnvolle Therapie auf den jeweiligen Patienten abgestimmt sein muss. Therapien müssen also ausprobiert und eventuell gewechselt werden, da keine einheitlichen Schemata existieren. Die richtige Therapie und Herangehensweise kann beim einzelnen Patienten zu einer deutlichen Verbesserung seiner Situation führen.
Der wichtigste Leitsatz in der Therapie der Fibromyalgie lautet demnach: Die Therapie der Fibromyalgie ist immer eine sinnvolle, auf den Patienten abgestimmte Kombination verschiedener Therapieansätze!

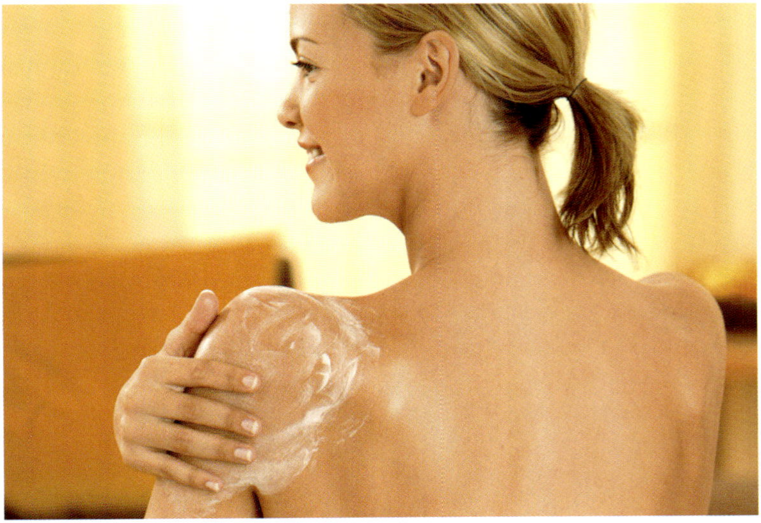

Testen Sie alles, was die Schmerzen lindern kann.

Das Verhältnis Arzt – Patient

Die Behandlung erfordert viel Zeit

Das Verhältnis ist durch einige unumstößliche Zwänge gekennzeichnet, die unser Gesundheitswesen vorgibt. Fibromyalgie-Patienten gelten als schwierig und viel Zeit fordernd. Die Faktoren Zeit und intensive Gespräche werden in unserem Gesundheitswesen aber leider nicht honoriert. Fibromyalgie-Patienten haben im Vergleich mit anderen an chronischen Erkrankungen Leidenden sehr viele unterschiedliche Arztkontakte (»doctor hopping«). Es bauen sich aufgrund des Leidensdrucks hohe Erwartungen an die Ärzte auf, die dann mangels Zeit und wegen fehlender Therapieerfolge in Enttäuschung umschlagen. Zeit für klärende und aufklärende Gespräche über die Natur der Krankheit und ihre realistischen Therapiemöglichkeiten ist in den meisten Fällen nicht vorhanden. Untersuchungen führen zu keiner Diagnose, die Therapie wirkt nicht, der Patient fühlt sich nicht ernst genommen, in eine psychische Ecke gedrängt und mit seinen Schmerzen, die ihm niemand glauben will, allein gelassen. Aufklärung sowohl des Patienten als auch des Arztes und gegenseitiges Verständnis sind aber wichtig, denn nur ein informierter

Richtiger Umgang mit der Krankheit

Führen Sie sich folgende Aussagen vor Augen. Sie können Ihnen helfen, Ihre Erwartungshaltung realistisch auszurichten.

- Ich kann wegen der Schmerzen nicht ständig zum Arzt gehen. Seine Möglichkeiten mir zu helfen sind begrenzt. Aber er kann mir helfen, wirkungsvolle Strategien zu entwickeln und mir weitere Therapien empfehlen.
- In erster Linie sollte ich mich mit meinem Körper auseinander setzen, ihn regelmäßig trainieren und besser verstehen. Wenn er müde ist, gönne ich ihm eine Pause.
- Schmerzen kann ich wesentlich besser eingrenzen, wenn ich Ablenkungsstrategien anwende. Auch die regelmäßige Anwendung von Entspannungsübungen und Körpertraining reduziert meine Schmerzen deutlich.
- Ich bespreche regelmäßig meine Fortschritte mit meinem Arzt oder Therapeuten. Verschiedene Therapien und Medikamente können eine wertvolle Hilfe sein.

Patient mit realistischen Vorstellungen kann vom Arzt wirkungsvolle Hilfe bekommen, und nur ein informierter Arzt kann einem Patienten wirkungsvoll helfen.

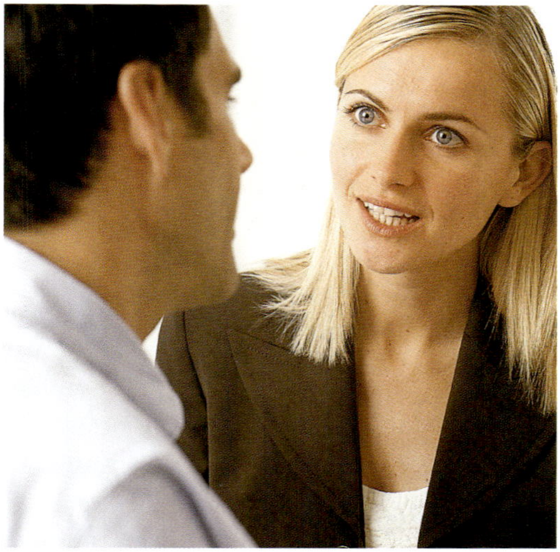

Unterstützung durch Spezialisten

Wenn selbst viele Experten mit dem Krankheitsbild nicht zurechtkommen, wie sollen Sie es dann als Patient bewerkstelligen? Kurzum, es geht nicht ohne erfahrene Spezialisten der Fibromyalgie – die nicht unbedingt unmittelbar in Ihrer Nähe praktizieren. Mögliche Spezialisten haben wir im ersten Kapitel auf Seite 41 genannt. Außerdem sollten Sie ein gutes Vertrauensverhältnis zu Ihrem Hausarzt aufbauen. Daneben sollten Sie einen erfahrenen Psychotherapeuten oder Psychologen konsultieren, auch wenn Sie meinen, einen solchen nicht zu benötigen. Er kann Ihnen helfen, geeignete Bewältigungsstrategien im Kampf gegen die Fibromyalgie zu entwickeln. Die Psychotherapie kann aus dem dunklen Tunnel der Resignation herausführen und neue Hoffnung und Kraft schaffen.

Ohne Spezialisten geht es nicht

Selbsthilfegruppen

Selbsthilfegruppen bedürfen einer gesonderten Beachtung, da deren Bedeutung bei allen chronischen Erkrankungen nicht hoch genug eingeschätzt werden kann. In besonderem Maße kann gerade der Fibromyalgie-Patient von einer Selbsthilfegruppe profitieren. Die Vielschichtigkeit des Krankheitsbilds, die Unsicherheit in Diagnose und Therapie, die Problematik mit Therapeuten und Behörden machen den Erfahrungsaustausch und die gegenseitige Unterstützung unerlässlich. Aber auch die klinischen Krankheitsbilder Erschöpfung, fehlender Antrieb, Mutlosigkeit, Hoffnungslosigkeit, Motivationsmangel sprechen erfahrungsgemäß wesentlich besser auf Therapien an, wenn der Patient Unterstützung durch Leidensgenossen erfährt. Der gegenseitige Erfah-

Sprechen Sie mit anderen Betroffenen.

rungsaustausch ist sehr hilfreich bei Problemen der fehlenden Unterstützung in der Familie und bei Schwierigkeiten im sozialen Umfeld. Eine Selbsthilfegruppe hat normalerweise keine Experten in ihren Reihen, sondern besteht aus Gleichgesinnten, um ein gleichgewichtiges Gefüge zu schaffen. Vielmehr baut sie rege Kontakte zu Experten auf und versorgt ihre Mitglieder mit Hilfestellungen und speziellen Informationen. Wichtig ist die Zusammensetzung der Patientengruppe. Es sollten neue unerfahrene bis ältere, mit der Krankheit bestens vertraute Mitglieder, schwer Leidgeprüfte bis Patienten mit deutlicher Besserung oder sogar Heilung dazugehören. Zu Adressen von Selbsthilfegruppen siehe Seite 124.

Selbsthilfegruppen vermitteln wichtige Adressen

Das aktive Selbsthilfeprogramm in 8 Schritten

Hier erfahren Sie in acht Schritten, wie Sie die Erkenntnisse der sinnvollen Therapieansätze bei sich selbst und in Ihrem Umfeld umsetzen. Sie werden natürlich nicht in kurzer Zeit Ihr ganzes Leben umstellen können. Gemeint ist vielmehr, dass Sie sich in kleinen Schritten der veränderten Situation anpassen und gedanklich darauf einstellen. Aus vielen wissenschaftlichen Untersuchungen weiß man, dass die Auseinandersetzung mit der Krankheit und geänderte Verhaltensweisen bereits zu einer wesentlichen Besserung der Symptome führen.

1. Schritt: Informationen sammeln

Zunächst ist es wichtig, dass Sie sich mit Ihrer Erkrankung auseinander setzen. Informieren Sie sich so gut wie möglich über die Fibromyalgie. Wissen schafft Vertrauen und Übersicht. Registrieren Sie, dass Sie eine Erkrankung haben, die Sie äußerlich nicht entstellt und die nicht dramatisch fortschreitet. In den meisten Fällen bleibt die Symptomatik ähnlich. Die Wahrscheinlichkeit einer Besserung ist höher als die einer Verschlechterung. Suchen Sie eine Selbsthilfegruppe auf (Adressen siehe Anhang Seite 124). Hier finden Sie Antworten auf weiter gehende Fragen, und Sie treffen andere Patienten, die mehr und weniger leiden als Sie. Sie sind nicht allein auf der Welt mit Ihren Problemen. Suchen Sie sich einen Arzt oder Therapeuten Ihres Vertrauens, lassen Sie Ihre Diagnose, wenn nötig, bestätigen, und lassen Sie sich einen Therapieplan aufstellen.

Sich mit der Krankheit auseinander setzen

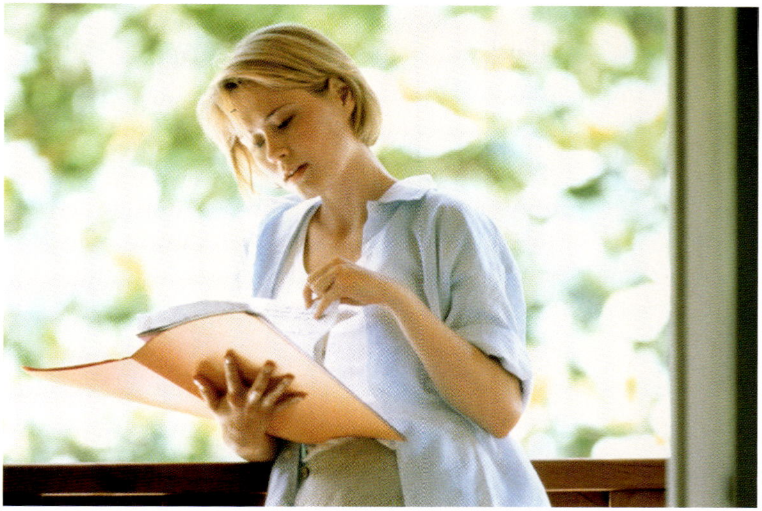

Sich informieren schafft Sicherheit.

2. Schritt: Kontrolle gewinnen

Nach der Informationsbeschaffung sollten Sie sich nicht mehr in Ihr Schicksal fügen, sondern die Fibromyalgie als Herausforderung für Ihr Leben sehen. Werden Sie aktiv, und nutzen Sie die ermutigenden Ergebnisse der verschiedenen Therapien. Nachweislich verschlechtert Passivität die Symptome der Fibromylagie; Patienten aber, die eine positive Einstellung bewahren, aktiv gegen die Krankheit kämpfen und dabei ihre Einschränkungen als normal akzeptieren, leiden weniger unter den negativen Folgen der Erkrankung. Sie haben geringere Schmerzpegel, eine größere Aktivität und eine höhere Lebensqualität. Gewinnen Sie die Kontrolle über die Krankheit, und lassen Sie nicht die Krankheit die Kontrolle über Ihr Leben übernehmen! Lassen Sie sich ebenso nicht zu sehr von Ihrer Umwelt beeinflussen. Sie – und nicht andere – müssen selbst Ihre Leistungsgrenze herausfinden und bestimmen.

Passivität verschlechtert die Symptome

3. Schritt: Selbstverantwortung übernehmen

Es mag schwer klingen, aber die Besserung Ihres Krankheitsbilds, die Verbesserung Ihrer Lebensqualität liegt vor allen Dingen in Ihren Händen. Sie tragen die Verantwortung für Ihren Körper, Sie allein haben die Möglichkeit, durch gezielte Veränderungen und Anpassungen Ihres Körpers die Schmerzen zu reduzieren. Positive Worte und Gedanken beeinflussen Ihr Immunsystem, und schmerzhemmende Mechanismen werden in Gang gesetzt. Treten Sie selbstbewusst auf, informieren Sie sich, und fordern Sie auch Unterstützung ein. Aber im Rahmen des Möglichen. Die anderen können und müssen nicht ihr Leben nach Ihnen ausrichten. Aber sie können Rücksicht nehmen auf Ihre Erkrankung, wie auch Sie Rücksicht nehmen auf das Leben Ihrer Familie, Ihrer Freunde und Arbeitskollegen. Suchen Sie kein Mitleid, sondern Verständnis.

4. Schritt: Bewältigungsstrategien

Wichtig: die Situation realistisch einschätzen

Bewältigungsstrategien gehören zum großen Feld der kognitiven Therapie, das heißt der Verhaltens- und Erkenntnistherapie. Teilbereiche daraus sind Stress-Training, Entspannungstraining, Informationstherapie, Gesprächstechniken, Modelle der Konfliktlösung, Motivationstechniken oder Persönlichkeitsmanagement. Eine realistische Einschätzung der Krankheitssituation ist eine wichtige Vorbedingung, um zu einer angemessenen Krankheitsbewältigung zu gelangen. Eine relativ große Zahl von Untersuchungen auf psychologischem Fachgebiet hat eindeutige Ergebnisse erbracht. Demnach wird von der Mehrzahl der Fibromyalgie-Patienten die Erkrankung als Strafe und als Bedrohung empfunden, der viele hilflos gegenüberstehen. Resignation und sich dem Schicksal fügen herrschen als Handlungsweisen vor. Die Patienten reagieren eher passiv und ziehen sich zurück, statt aktiv zu sein. Emotionale Verarbeitung und Verhaltensweisen treten in den Vordergrund. Dadurch kommt es zur Verstärkung von Angst, Depression und Schmerz. Ein Teufelskreis entsteht, der den Patienten immer weiter nach unten zieht.

Viele stehen der Fibromyalgie hilflos gegenüber

Für den Therapieerfolg ist es enorm wichtig, dass der Patient aktive Bewältigungsstrategien entwickelt oder erlernt. Krankheit muss als Herausforderung gesehen werden, gegen die man aktiv mit Erfolg ankämpfen kann. Diese Einstellung aktiviert das Immunsystem äußerst erfolgreich. Man muss die Krankheit akzeptieren, sich an die eigenen Grenzen der Leistungsfähigkeit gewöhnen und diese als gegenwärtig normal tolerieren. Diese Einstellung schafft große Leistungsreserven und die Möglichkeit, eine aktive Rolle auf dem Weg zur Besserung zu spielen.

5. Schritt: Realistisches von Unrealistischem trennen

Wir haben schon einige Male darauf hingewiesen, wie wichtig es ist, positive Gedanken zu haben, die Krankheit als Herausforderung zu sehen und nicht zu resignieren, und die Bedeutung der Krankheitsakzeptanz herausgestellt. Wenn Sie es schaffen, negative Gedanken loszuwerden, nicht zu resignieren und Ihre Krankheit nicht zu ignorieren, haben Sie schon sehr viel gewonnen: Sie haben Ihren Schmerz gemildert, Ihre Lebensqualität erhöht. Wenn alle Punkte in der wissenschaftlichen Literatur so eindeutig wären wie dieser, gäbe es weit weniger Rätsel um die Fibromyalgie.

Positiv zu sein bedeutet aber auch, eine realistische Einstellung zu wahren. Vollständige Heilung ist nicht ausgeschlossen, aber auch nicht die Regel. Eine solche Vorstellung wäre unrealistisch. Ebenso werden Sie nicht Ihre ganze Umwelt verändern können. Ihre eigene Person können Sie allerdings sehr wohl verändern, Ihr nahes Umfeld ebenfalls. Stellen Sie sich darauf ein, dass Ihr Krankheitsbild mit Schwankungen in der Schmerzintensität so bestehen bleibt. Machen Sie sich aber immer wieder klar, dass Sie durch eine Einstellungsveränderung und Kontrolle über Ihren Körper erfolgreiche Schmerzverarbeitungsstrategien entwickeln und dass Ihre Lebensqualität in erheblichem Maße steigt.

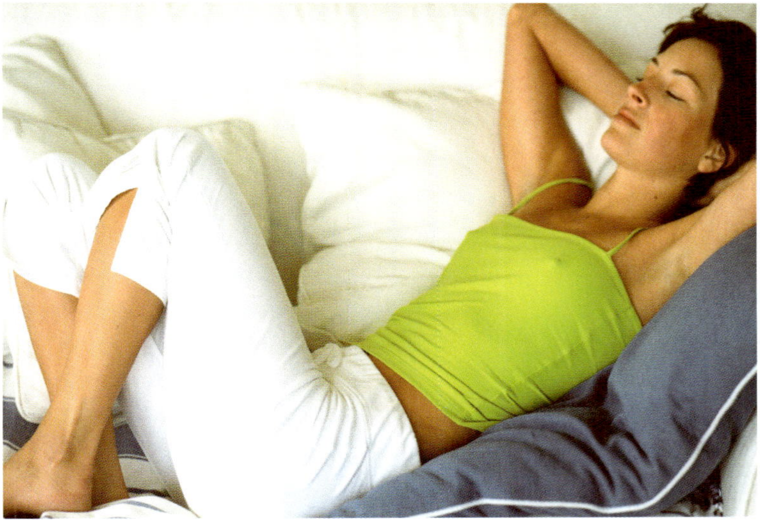

Die eigene Einstellung kann die Schmerzen lindern.

6. Schritt: Krankheitsgewinn vermeiden

Jeder Mensch, der schwer erkrankt, entwickelt Strategien, um mit diesem persönlichen Schicksalsschlag fertig zu werden. Diese als »Krankheitsgewinn« bezeichneten Phänomene sind völlig normal und treffen jeden Patienten unabhängig von der Erkrankung. Jeder Patient muss sich aber dieser Dinge bewusst werden, da sie zu einer Fixierung der Krankheit führen und eine Besserung oder Heilung verhindern (siehe Tabelle rechts).

Mit der Krankheit fertig werden

- »Primärer Krankheitsgewinn« bedeutet, dass Problematiken mit der eigenen Person oder der Umwelt durch Vorschieben der Krankheit entschärft werden. Die Flucht in die Krankheit entlastet und stellt eine Art Überlebensstrategie dar. Beziehungen werden durch die Krankheit neu definiert.
- Der Begriff des »Sekundären Krankheitsgewinns« steht für eine neue Beachtung der eigenen Person durch Freunde, Verwandte, Bekannte und Kollegen. Die Krankheit wird verstärkt und fixiert durch die Zuwendung und Aufmerksamkeit aus diesem Personenkreis. Das Vermeiden von unangenehmen und anstrengenden Tätigkeiten oder Therapien kann heilendes Verhalten verhindern. Der Krankheitsgewinn wird auch durch falsche Verhaltensweisen von Ärzten, Therapeuten und Behörden verstärkt.

7. Schritt: Positive Schmerzverarbeitung

Es ist belegt, dass positive Schmerzverarbeitung und Ablenkungsstrategien den Schmerz wirkungsvoll dämpfen, einen besseren Gesundheitsstatus bedingen und zu größerer körperlicher Leistung befähigen. Die Fähigkeit zur Schmerzkontrolle ist bei Fibromyalgie-Patienten im Vergleich zu anderen Schmerzpatienten reduziert. Umso mehr müssen Sie den sehr wirkungsvollen Schmerzverarbeitungsstrategien ein besonderes Gewicht verleihen.

1. Entwickeln Sie ein realistisches Schmerzbild. Das vorrangige Ziel ist die Schmerzreduzierung, nicht die unrealistische Schmerzfreiheit. Es ist wichtig, die Entstehung und Weiterverarbeitung von Schmerzen im Körper zu verstehen. Verständnis, Wissen und Information bauen Hilflosigkeit, Unsicherheit, Frustrationen und unbegründete Ängste ab. Nicht immer lässt sich der Schmerz wirkungsvoll reduzieren, das Verständnis der Schmerzentstehung führt aber zur Kontrolle und nachgewiesenermaßen zur Verbesserung der Lebensqualität und Lebenszufriedenheit. Siehe auch Seite 55.

Schmerzreduzierende Verhaltensweisen

Falsche Reaktion	Richtige Reaktion
Ich habe wieder diese schrecklichen Schmerzen, sie werden wohl nie weggehen.	Mich plagen die bekannten Schmerzen, es wird aber auch wieder besser werden.
Es wird immer schlimmer mit den Schmerzen.	An einigen Tagen treten mehr Schmerzen auf als an anderen, es wird aber auch wieder Tage mit geringen Schmerzen geben.
Warum bin gerade ich betroffen?	Wenn ich einige Dinge im Leben ändere, wird es mir wieder deutlich besser gehen.
Warum muss ich gerade jetzt Schmerzen haben?	Wahrscheinlich habe ich mich überanstrengt. Oder zu sehr aufgeregt. Das Gespräch hat mich sehr mitgenommen. Ich sollte mehr auf meine Grenzen achten.
Gibt es denn gar nichts gegen den Schmerz?	Ich werde ein paar leichte Bewegungsübungen machen. Ich nehme ein entspannendes warmes Bad mit wohltuenden Zusätzen.
Ich glaube, ich kann körperlich gar nichts mehr machen.	Ich sollte mich wieder regelmäßig belasten, mehr Bewegungstraining machen. Dann wird mein Körper wieder leistungsfähiger werden.

2. Werden Sie sensibel für schmerzauslösende Momente. Das könnten z. B. bestimmte körperliche Belastungen, Wettereinflüsse, Stressereignisse, psychische und emotionale Belastungen sein. Durch Verhaltensänderungen können schmerzauslösende Faktoren verhindert bzw. in ihrer Auswirkung abgeschwächt werden. Beim Auftreten von Schmerzen sollten Sie Ihre Aufmerksamkeit nicht auf den Schmerz richten, sondern ablenkende Strategien entwickeln. Versuchen Sie in schmerzhaften Phasen vorsichtige Bewegungsübungen zu machen. Das Heileurythmie-Programm (siehe Seite 106) eignet sich dafür sehr gut. Entspannungsübungen oder andere leichte Tätigkeiten können eine große Ablenkung darstellen. Auch visuelle Reize (Spaziergang, Stadtbummel, Museumsbesuch, Bilder anschauen, Kino, Fernsehen etc.) lenken wirksam ab.

Ganz wichtig ist das Verhalten Ihres Partners und Ihrer Familie. Sie müssen in den Ablenkungsprozess mit eingebunden werden, denn sie haben die sehr wichtige Rolle, Sie abzulenken und dabei zu unterstützen. Die Aufklärung hierüber sollte von Ihnen kommen. Diese Maßnahmen führen zu einer bedeutenden Schmerzerleichterung, falsche Zuwendung und falsches Mitleid dagegen zu weiterer Schmerzverstärkung.

Falsches Mitleid verstärkt den Schmerz

Wie Sie auf Seite 19 gelesen haben, reicht die alleinige Vorstellung von Schmerz aus, damit Schmerz entsteht.

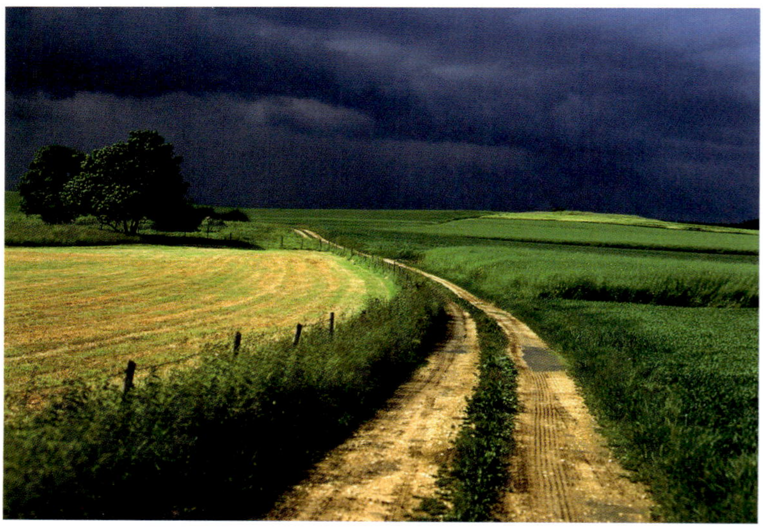

Wettereinflüsse können die Schmerzen verstärken.

Die besten Mechanismen, um Schmerz zu reduzieren, konnte man eindeutig identifizieren: Ablenkungsmänover, eine gute Selbstorganisation, eine hohe Gesamtaktivität, eine gute soziale Unterstützung und ermunternde Zuwendung.

3. Erlernen von Entspannungsübungen. Ein besonders wichtiges Therapieelement sind Entspannungsübungen, die Schmerzen vermindern oder auch verhindern. Gerade Schmerzpatienten können durch Entspannung äußerst wirkungsvoll die Reaktion ihres Körpers auf die Schmerzen verändern. Schmerz ist ein subjektives Erlebnis. Im zentralen Nervensystem wird der Schmerzreaktion immer eine zusätzliche persönliche Komponente mitgegeben, die den Schmerz deutlich verstärken kann.

Diese Schmerzreaktion kann durch Entspannung positiv verändert werden. Eine besonders einfach zu erlernende Technik stellt die progressive Muskelrelaxation nach Jacobson dar. Sie ist mit einer aktiven Muskelaktivierung verbunden. Eine andere sehr gute Methode, die allerdings mehr Konzentration und Übung erfordert, ist das Autogene Training. Es gibt eine Vielzahl weiterer Entspannungsmethoden wie Anspannung und Entspannung, passive Muskelentspannung, Entspannungstraining, postisometrische Relaxation, Yoga, Tai Chi oder Qi Gong. Einen hohen Stellenwert besitzen mentale Entspannungsverfahren wie Imagination und Visualisierung. Hier lässt der Patient vor seinem geistigen Auge entspannende Situationen (eine Farbe, eine Landschaft) ablaufen, die zu Ruhe und Entspannung führen. Für den Patienten ist es entscheidend, eine Methode zu erlernen, mit der er selbst gut zurechtkommt. Nur so ist tiefe Entspannung garantiert.

Entspannungsübungen lindern den Schmerz

Zur Entspannung durch bildhafte Vorstellung

Wie funktionieren Entspannung und Schmerzablenkung?

Wird der Schmerz stärker, verändern sich im Körper vegetative Funkionen wie Blutdruck, Herzschlag, Körperdurchblutung oder Atmung. Das Hormon- und Immunsystem schüttet weitere schmerzbahnende und schmerzverstärkende Substanzen aus, das zentrale Nervensystem fügt über spezielle Verschaltungen noch eine subjektive starke Schmerzfärbung hinzu. Schaltet der Patient auf Entspannungsverfahren um, kann er direkt die genannten vegetativen Funktionen sowie die Schmerzverarbeitung beeinflussen. Schmerzreaktion und Schmerzwahrnehmung des Körpers sinken deutlich ab. Werden die Techniken früh genug angewendet, kann der Schmerz bereits am Anfang vermindert werden.

8. Schritt: Unterstützung durch Familie und Umwelt

Fibromyalgie-Patienten ist besonders wichtig, akzeptiert und ernst genommen zu werden. Angehörige sollten das Wesen der Fibromyalgie verstehen lernen, um Patienten wirklich unterstützen zu können. Nicht Mitleid ist gefragt, sondern echte Unterstützung in den körperlichen Einschränkungen. Das Gleiche gilt für das soziale Umfeld, für Freunde und Bekannte. Die Fibromyalgie ist definitiv keine eingebildete Erkrankung, sondern eine echte Krankheit. Auch hier müssen die Patienten lernen, dem leider immer noch häufig anzutreffenden Unverständnis entgegenzutreten und aktive Kommunikation und Aufklärung zu betreiben. Durch Verhaltenstherapie und Verhaltenstraining soll dem Patienten ein selbstbewusster Umgang vermittelt werden, damit er seine Bedürfnisse mitteilen und auch realistisch einfordern kann. Freunde und Bekannte sind zur Schmerzbewältigung ähnlich wichtig wie die eigene Familie. Deshalb verdienen sie besondere Beachtung. Sie benötigen die glei-

Die Familie über die Krankheit aufklären

Mögliche Reaktionen der Umwelt

Schmerzverstärkend	Schmerzhemmend
Das ist doch viel zu anstrengend für dich.	Mach so viel du kannst. Du sollst deine eigene Leistungsgrenze selbst bestimmen und allmählich steigern.
Du musst dich viel mehr schonen.	Versuche so viel Tätigkeit wie möglich zu entfalten.
Das schaffst du doch sowieso nicht.	Versuche es einfach, wenn es zu viel wird, ruhst du dich aus. Auch wenn es länger dauert, du wirst es schon schaffen.
Lass doch diese anstrengenden Arbeiten.	Wenn du nicht mehr kannst, machst du eine Pause und beginnst anschließend wieder.

chen Erklärungen wie Ihre Familie. Verwenden Sie viel Zeit und Sorgfalt auf die Pflege Ihrer Freundschaften. Erwarten Sie aber nicht, dass sich Ihre Umwelt nur auf Ihre Erkrankung einstellt. Es bleibt ein Gleichgewicht zwischen dem gegenseitigen Verständnis.

Bewegungsprogramme

Bewegungsprogramme gehören zu den wichtigsten Bestandteilen der Therapieempfehlungen. Körperliche Fitness erhöht die Lebensqualität und reduziert den Schmerz, wie Studien eindrucksvoll beweisen konnten. Auch Depression und Ängstlichkeit werden nachhaltig vermindert. Bewegung steigert die Melatoninproduktion, das Schlafverhalten bessert sich. Von Bedeutung ist besonders eine verbesserte Kontrolle über den Körper und damit über die Lebensbedingungen im Allgemeinen. Die Selbstachtung steigt, und das Körpergefühl wird verbessert.

Bewegung ist zur Schmerzlinderung unverzichtbar

Weniger bedeutet mehr

Bewegungsprogramme sind in der Therapie der Fibromyalgie unverzichtbar. Allerdings spielt die Intensität der Übungen eine erhebliche Rolle. Ein Übermaß kann die Symptome sogar deutlich verschlimmern.
Die meisten Patienten befinden sich in dem Teufelskreis, dass sie aufgrund der eingeschränkten Fitness nach körperlicher Anstrengung müde und erschöpft sind. Deshalb werden körperliche Belastungen gemieden, was zu einer weiteren Schwächung der Fitness führt. Die auf Seite 24 beschriebenen Muskel- und Herz-Kreislauf-Veränderungen haben zur Folge, dass die Belastungsfähigkeit sinkt. Die Muskelveränderungen und der schlechte Trainingszustand kann den Fibromyalgie-Muskel schneller schädigen als bei Normalpersonen. Der einzige Weg zur Überwindung dieser Störungen und Abbauvorgänge führt aber allein über das wohl dosierte und regelmäßig betriebene Fitnesstraining.

Mit Fibromyalgie weniger belastbar

Mäßig, aber regelmäßig

Bei allen Untersuchungen hat sich als Hauptproblem erwiesen, dass das Training nicht dauerhaft ausgeführt wird. Patienten einer Studie, die nach Ablauf von etwa sechs Wochen die Motivation zum Weitermachen nicht aufbrachten, zeigten die alten Symptome trotz vorheriger deutlicher Besserung im Durchschnitt nach drei Monaten vollständig wieder. Am Beispiel der Bewegungs-

Gesteigerte Fitness bietet dem Schmerz Paroli.

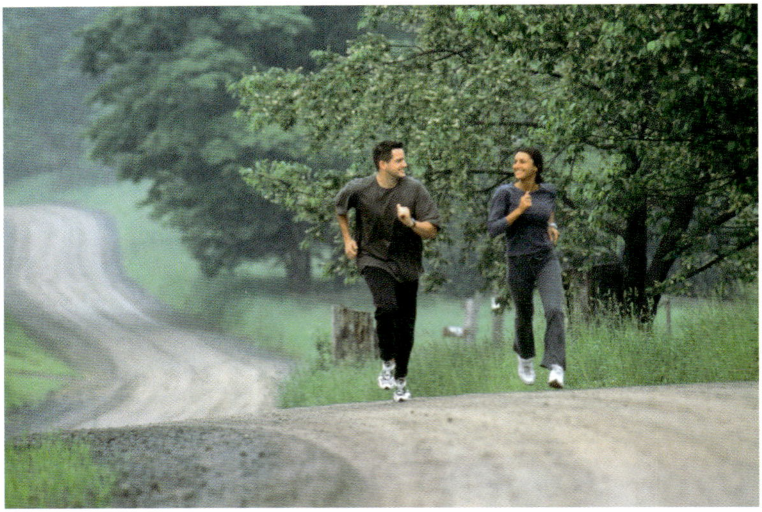

übungen ist gut zu erkennen, wie wichtig Motivation, Zureden, Durchhaltevermögen und Aufklärung beim Fibromyalgie-Patienten sind.
Es gibt für keinen Patienten ein vorgefertigtes Programm, was Dauer und Intensität der Übungen anbelangt. Jeder sollte seine eigenen Grenzen berücksichtigen und entsprechend der Schmerz- und Müdigkeitsschwelle vorgehen. Mehr zum Übungsprogramm siehe ab Seite 90.

Medikamente

Medikamente sollten Sie wegen möglicher Nebenwirkungen niemals ohne Konsultation eines Arztes einnehmen. Eine Selbstmedikation kann gefährlich sein. Entgegen aller Theorie haben viele Medikamente nur einen begrenzten Erfolg gezeigt. Zumeist lassen sich nur kurz- bis mittelfristige Verbesserungen erzielen, dann kehren die alten Symptome wieder zurück. Viele Patienten vertragen die Medikamente auch einfach nicht. Oftmals sind Fibromyalgie-Patienten nämlich schlechte Entgifter und bauen die chemischen Substanzen verlangsamt ab. Liegen der Fibromyalgie andere Krankheiten als Auslöser zugrunde (so genannte sekundäre Fibromyalgie), sind andere Medikamente angezeigt als bei der primären Fibromyalgie. Es gibt einige Medikamente, deren Wirkung in Studien nicht nachgewiesen werden konnte, trotz-

Viele Mittel sind nur begrenzt erfolgreich

dem können einzelne Patienten durchaus von deren Wirkstoffen profitieren. Nahezu jeder Patient hat bereits mit den Basismedikamenten (Schmerzmittel, Muskelrelaxantien, Antidepressiva) mehr oder weniger gute Erfahrungen gesammelt.

Schmerzmittel

Analgetika (schmerzstillende Mittel, z. B. Paracetamol, Acetylsalicylsäure) und nichtsteroidale Antiphlogistika (entzündungshemmende Mittel, z. B. Diclofenac®, Ibuprofen® oder Indometacin®) helfen nur bei wenigen Patienten. Liegen noch andere rheumatische Beschwerden vor, kann die Wirkung größer sein. Ein Versuch sollte immer unternommen werden. Eine Kombination mit Benzodiazepinen (wirken beruhigend, angstlösend und muskelentspannend, z. B. Alprazolam®) kann die Wirkung noch verstärken. Bei akuter Schmerzverschlechterung muss auf Schmerzmittel, eventuell sogar auf stärkere Schmerzmittel wie Opioide (z. B. Tramadol®) zurückgegriffen werden.
Cortison wird bei der Fibromyalgie nicht eingesetzt, da sie keine entzündliche Krankheit darstellt. Ausnahmen stellen im Hintergrund ablaufende entzündliche Erkrankungen dar.

Muskelrelaxantien

Diese muskelentspannende Stoffgruppe wird aufgrund der muskulären Symptome relativ häufig eingesetzt, eine Wirkung konnte in den meisten Fällen aber nicht nachgewiesen werden. Eventuell sind Kombinationen mit Schmerzhemmern wirkungsvoller. So soll mit Temazepam® bereits eine Besserung erzielt worden sein.

Antidepressiva

Antidepressive Medikamente wie Amitryptillin® gehören zu den am häufigsten eingesetzten Medikamenten bei der Fibromyalgie. Während bei einigen Fibromyalgie-Patienten derartige Medikamente ohne Zweifel gerechtfertigt und notwendig sind, muss ihr Einsatz bei anderen Patienten zweifelhaft erscheinen. Die positiven Effekte sind oftmals gering und von kurzer Dauer. Durchaus positive Wirkung sind auf Depressionen und Schlafstörungen erkennbar, nicht aber auf den Schmerzzustand. Eine Untersuchung zeigte sogar keinen Unterschied zwischen dem Medikament und einem Placebo (Scheinmedikament). Die Gabe von Antidepressiva muss abhängig von den Symptomen individuell erfolgen.

Antidepressiva lindern nicht den Schmerz

Trotz häufiger Kritik ist die Behandlung mit trizyklischen Antidepressiva Standard. Auf jeden Fall sollte ein Versuch (z. B. 10 mg Amitryptillin® abends) in Erwägung gezogen werden.

Serotonin-3-Rezeptor-Antagonisten

Die Ausschüttung des Hormons Serotonin erfolgt durch verschiedene Gewebereize. Serotonin lagert sich an spezielle Serotonin-Rezeptoren an, was dann zu weiterführenden entzündlichen Reaktionen und zur Schmerzauslösung führt. Die Serotonin-3-Rezeptor-Antagonisten scheinen an speziellen Entzündungszellen (Monozyten) die Freisetzung von Entzündungsfaktoren (Prostaglandin-E2, Interleukin-1-Beta, Interleukin-6, Tumornekrosefaktor Alpha) zu hemmen.
Eine deutsche Forschergruppe konnte auch mit der lokalen Injizierung von Tropisetron (einem Serotonin-3-Rezeptor-Antagonisten) in Tenderpoints, Triggerpunkte und schmerzhafte Muskel-Sehnen-Ansätze sehr gute Erfolge verzeichnen.

Monoaminooxidase-Hemmer

Die Monoaminooxidase-Hemmer (MAO) wie Pirlindole verbesserten in einigen Untersuchungen signifikant Schmerz und Tenderpoint-Empfindlichkeit. Die Effekte bezogen sich allerdings nur auf kurzfristige Beobachtungszeiträume, Langzeituntersuchungen stehen noch aus. Die MAO-Hemmer blockieren den Abbau von hauptsächlich Noradrenalin und Serotonin und wirken dadurch antidepressiv.

L-Carnitin

Bei L-Carnitin handelt es sich um eine körpereigene Substanz hauptsächlich der Skelettmuskulatur, die ähnlich den Aminosäuren aufgebaut ist. L-Carnitin ist ein wichtiger Bestandteil des Energiestoffwechsels und führt zur Verbesserung der muskulären Leistungsfähigkeit. Aufgrund der gefäßerweiternden und damit durchblutungsfördernden Eigenschaften des L-Carnitins werden störende Stoffwechselendprodukte schneller abtransportiert. Schmerzen, wie sie nach intensiver Muskelbelastung entstehen, können so durch Nahrungsergänzung mit L-Carnitin behoben werden. L-Carnitin kann vom Körper selbst produziert werden und wird über die Nahrung, insbesondere über Fleisch, zugeführt. Aufgrund des bei vielen gestörten Muskelstoffwechsels empfehlen viele Mediziner zu-

L-Carnitin verbessert die Muskelleistung

Weitere hilfreiche Medikamente

Substanz	Charakteristik	Wirkung	Bemerkung
Ketamin	Narkosemittel	Blockiert Schmerzrezeptoren	Bleibt speziellen Indikationen vorbehalten
Superoxyd-Dismutase	Wichtiges Enzym, das freie Radikale abbaut	Reduziert Schmerzen	Gute Wirkung bei Kindern
Calcitonin	Hormon der Nebenschilddrüse	Reguliert den Kalziumhaushalt, wirkt schmerzhemmend bei Osteoporose	Versuch sollte gemacht werden
Clonidin	Bluthochdruckmittel	Reduziert Schmerzen	Wird eher selten angewendet
Piracetam	Antidementivum, durchblutungsförderndes Mittel	Verbessert die hirnorganische Funktion, Schmerzrezeptor-Hemmer	Versuch durchaus angezeigt
Guaifenisin	Baumrindenextrakt, Hustenmittel	Seit Jahrhunderten als Rheumamittel eingesetzt; wirkt beruhigend	Genauere Studien stehen noch aus
Gamma-hydroxy-butyrat	Beeinflusst das Wachstumshormon und den Schlafrhythmus	Reduziert Schmerzen und verbessert die Müdigkeit	Macht abhängig. Einnahme nur unter strikter Kontrolle!
Botox	Nervengift; wird in die Tenderpoints injiziert	Entspannt die Muskulatur, reduziert Schmerzen	Teuer; setzt viel Erfahrung des Anwenders voraus
Myer's Cocktail	Besteht aus Magnesiumchlorid, Calciumgluconat und den Vitaminen B_{12}, B_6, B_5, C und B-Komplex	Reduziert Schmerzen, entspannt die Muskulatur	Wird besonders in den USA erfolgreich eingesetzt
Lignocain	Betäubungsmittel, wird injiziert	Reduziert Schmerzen	Bei stärkeren Schmerzen sinnvoll. Hohe Dosierung erforderlich, Herz-Kreislauf-Überwachung notwendig

mindest eine dreimonatige Gabe in einer Dosierung von 1000 Milligramm pro Tag. Bei einer Symptomverbesserung muss eine längerfristige Gabe erwogen werden. Carnitin ist aber auch wichtig bei der Zellentgiftung und Immunstimulation.
Der echte L-Carnitin-Mangel kann in weiterer Folge ein Fibromyalgie-Syndrom auslösen. Dieses so genannte sekundäre Fibromyalgie-Syndrom wäre nach Gabe von L-Carnitin vollständig heilbar. Allerdings kommt ein körpereigener L-Carnitin-Mangel relativ selten vor.

Die Tabelle auf Seite 65 zeigt weitere hilfreiche Medikamente, die in Einzelfällen durchaus gute Erfolge zeigen können. Eine generelle Verabreichung ist nicht angezeigt. Ob eine Anwendung bei Ihnen sinnvoll ist, muss der behandelnde Arzt entscheiden.

Alternative Heilmittel

Pflanzenöle

Sie können sowohl direkt auf die schmerzende Stelle aufgetragen werden oder als Zusatz für ein Bad dienen.

Nachtkerzenöl und Borretschöl
Diese antientzündlichen Pflanzenöle sind besonders erfolgreich in der Anwendung bei der Rheumatoiden Arthritis und Gelenkarthrose. Eine Untersuchung mit Nachtkerzenöl (4 g täglich) zeigte bei Patienten

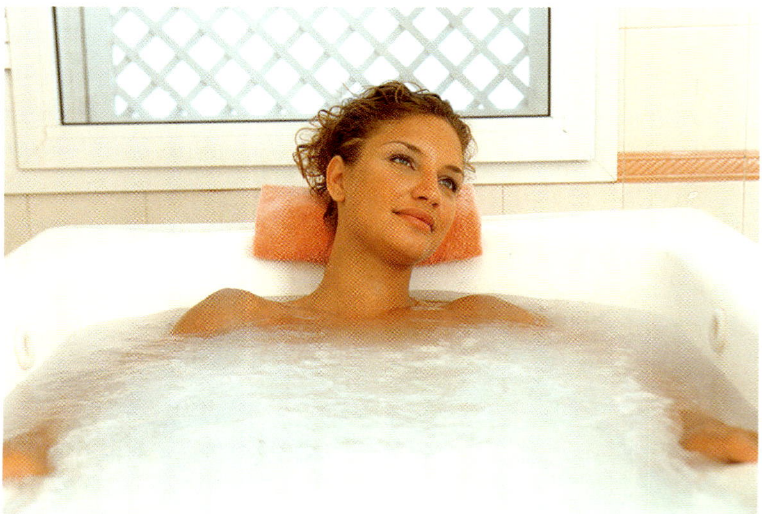

Ein entspannendes Rheumabad lindert die Schmerzen.

Keine Erfahrung bei Fibromyalgie

mit Chronischem Müdigkeitssyndrom eine signifikante Verbesserung. Direkte Erfahrungen bei der Fibromyalgie liegen allerdings nicht vor.

Ingweröl

Ingweröl zeigte sehr gute Effekte bei Patienten mit allgemeinen Muskelbeschwerden. Direkte Erfahrungen bei der Fibromyalgie liegen nicht vor.

Rheumabäder

Einige Untersuchungen konnten mit Rheumabädern positive Effekte auf die Schmerzsymptomatik verzeichnen. Beispiele sind Fichtennadelöl, z. B. mit anderen Zusätzen wie Kneipp®-Tonicumbad, Kytta-Rheumabad® N, Leukona®-Rheumabad oder Pernionin®-Vollbad N.

Einreibungen

Verschiedene Einreibemittel können Muskelschmerzen und Verspannungen lindern. Die Verträglichkeit und Wirkung muss individuell ausprobiert werden. Beispiele sind: Arnikasalben (Vorsicht bei Arnika-Allergien) wie Kneipp® Arnica Gel oder Salbe, Arthrosenex® AR Salbe oder Arnikamill® Salbe; ätherische Öle wie Fichtennadel, Kiefernadel, Minze, Menthol, Campher; Kombinationen verschiedener Öle und anderer muskelentspannender Bestandteile wie Arthrodynat® P Salbe, Rosarthron® Salbe, Eucafluid® N Lösung oder Weleda®-Rheumasalbe M. Cayennepfefferfrüchte wirken stark wärmend. Beispiele sind Kneipp® Rheumasalbe, Capsamol® oder Thermo Bürger® Salbe.

Wärme-/Kältetherapie

Lokal wärmende Substanzen

Bei lokalen Muskelschmerzen hat sich die Anwendung von wärmenden Substanzen bewährt, die direkt auf die betroffene Stelle aufgetragen werden. Beispiele sind Kneipp® Heupack herba Vlies oder Florapress Kompresse.

Lokal kühlende Substanzen

Jeder Patient reagiert anders auf Kälte

Obwohl die Kältekammer (siehe Seite 86) vielen Patienten gut tut, vertragen nur wenige die lokale Kältetherapie mit Kältepacks oder Eiswickeln. Sie sollte von Patienten individuell versucht werden, um die Verträglichkeit festzustellen.

Homöopathie

Die klassische Homöopathie nach Hahnemann mit Einzelmitteln sucht ganz individuell für jeden Patienten ein einziges Mittel aus, das nach dem Schlüssel-

Homöopathika helfen gegen den Schmerz.

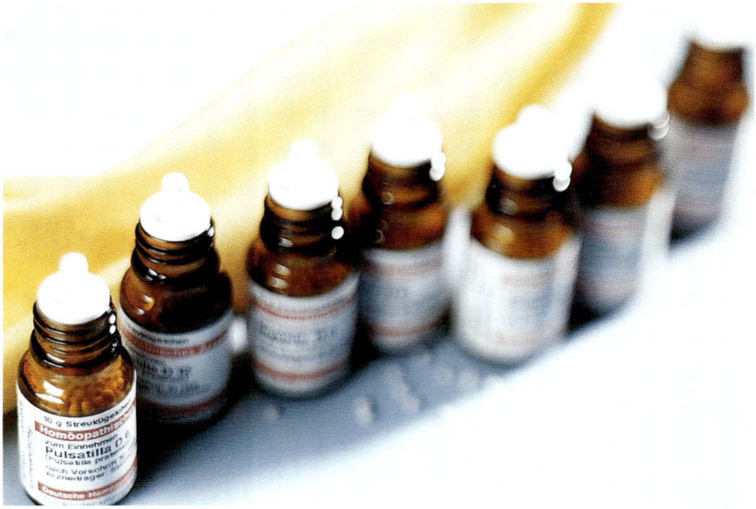

Schloss-Prinzip passt und zur Besserung oder Heilung führt. Nach der Erfahrung vieler Therapeuten ist die Komplex-Homöopathie, bei der verschiedene Einzelhomöopathika miteinander kombiniert werden und sich in ihrer Wirksamkeit gegenseitig verstärken sollen, gerade bei der Fibromyalgie oft, aber nicht immer, erfolgreicher. Vielleicht spiegeln die Komplexmittel das Krankheitsbild besser wider, eventuell sind die natürlichen Reaktionswege des Organismus von Fibromyalgie-Patienten für Einzelsubstanzen zu stark blockiert. Als Beispiele für Einzelmittel seien Sepia D4, D6 und D12, Rhus toxicodendron D4, D6 und D12, Ammonium carbonicum D4, D6 und D12, Bryonia D4, D6 und D12 sowie Magnesium carbonicum D4, D6 und, D12 genannt. Als Komplexmittel eignen sich z. B. Traumeel oder Chiroplexan.

Komplexmittel – oft erfolgreicher als Einzelmittel

Atemtherapie

Die Atemtherapie kann bei der Fibromyalgie eine besondere Rolle spielen, da die Atmung eine Art Mittler zwischen Außen- und Innenwelt sowie der Ich-Ebene und der Körper-Ebene darstellt. Die Atmung ist eigentlich eine vegetativ-autonome Funktion, das heißt, sie ist nicht unserem Willen unterworfen, sondern reagiert automatisch, reflexmäßig. Macht man sich die Atmung bewusst, übernimmt das Ich die Steuerung und reguliert Atemtiefe und Frequenz bewusst. Aufgrund der vielfältigen Verschaltungen im Gehirn führen krankheitsbedingte Veränderungen im Gehirn, Verschaltungsstörungen, Schmerzen oder Depressionen zu einer Veränderung der Atmungsqualität. Umgekehrt ist es möglich, über die Atemtherapie Einfluss auf zentrale Hormonachsen zu nehmen, wie die Sympathikus-Parasympathikus-Balance. Schmerz, Schlafstörungen, Depressionen, Stress und Angst können beeinflusst werden.

Durch bewusstes Atmen den Schmerz beeinflussen

Traditionelle Chinesische Medizin

Aus Sicht der Traditionellen Chinesischen Medizin (TCM) steht der Mensch in Beziehung zu Natur und Kosmos. Wie diese unterliegt auch der Körper Zyklen. Krankheiten entstehen immer dann, wenn das Zusammenspiel der Regelkreisläufe im Körper gestört ist. Eine besondere Bedeutung kommt den Grundsubstanzen Qi (Lebensenergie) und Blut (die Körperflüssigkeiten) zu sowie dem Yin-Yang-Prinzip. Letzteres beschreibt gegensätzliche Zustandsformen, die sich gegenseitig bedingen.
Eine Einteilung der Krankheiten lässt sich nur anhand der individuellen Beschwerden jedes einzelnen Patienten vornehmen. Grundsätzlich zählt die Fibromyalgie zu den Leere-Syndromen, Qi und Blut sind abgeschwächt oder erschöpft, das heißt »leer«. Qi ist nicht nur die Lebensenergie, sondern beinhaltet Aktivität, Bewegung, Schutz, Abwehr, Wärme und leitet die Ernährung und deren energetische Umwandlung sowie den Strom der Körperflüssigkeiten. Qi ist eine Yang-Substanz, eine Leere wie die Fibromyalgie bedeutet einen Yin-Zustand. Blut ist mit Qi eng verwandt und hat im chinesischen Verständnis mehr Funktionen als in unserer westlichen Vorstellung. Neben der Leere ist das zweite prägende Bild ein Hitzesyndrom, ausgelöst durch äußere Faktoren und/oder innere Faktoren. Meist sind die Organsysteme Niere, Milz und Leber betroffen.

Fibromyalgie – nach der TCM ein Leere-Syndrom

Die Unterscheidung, welches Syndrom vorherrscht und welches Organsystem nach chinesischen Regeln betroffen ist, muss der Therapeut nach individuellen Gesichtspunkten abhängig vom Patienten herausfinden. Der TCM stehen dafür unterschiedliche Diagnosemöglichkeiten zur Verfügung: die Krankenvorgeschichte (Anamnese), die Pulsdiagnose, die Zungendiagnose, die Energiebahn- und Akupunkturpunktdiagnostik.

Die Therapie nach den Prinzipien der TCM

Eine der Voraussetzungen dafür ist das persönliche Zusammenwirken von Patient und Arzt. An therapeutischen Maßnahmen stehen der TCM die Kräuter- und Pflanzenheilkunde, die chinesische Massage (Tuina), die Bewegungstherapie (Tai Chi), Ernährung und Akupunktur (siehe rechts) zur Verfügung.
Die Therapieprinzipien bestehen vor allem darin, die Energieblockaden zu lösen, den Fluss von Qi und Blut wieder in Gang zu bekommen, Hitze abzuleiten, Schleim, Wind und Feuchtigkeit aus dem Körper auszuleiten, das Yin sowie die Organsysteme Niere, Milz und Leber zu stärken.

Die Akupunktur verspricht kurzfristige Linderung.

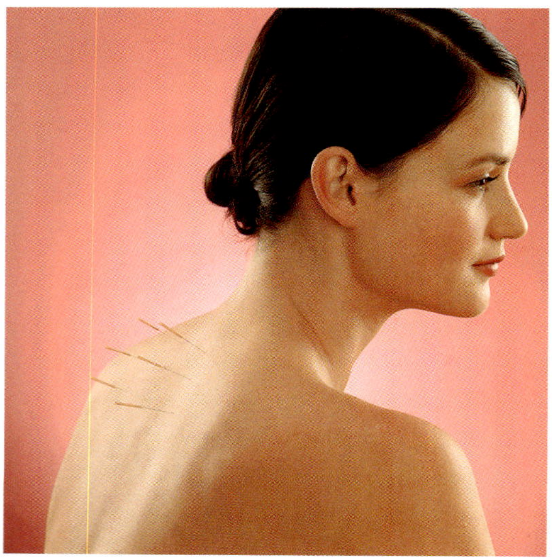

Akupunktur

Es gibt nicht viele alternative Therapiemethoden, deren Wirksamkeit anhand guter wissenschaftlicher Studien überprüft wurde. Die Akupunktur gehört dazu, allerdings mit nur wenigen Studien. Die behandelten Patienten verspürten nach der Behandlung weniger Beschwerden. Die Blutwerte von Serotonin und Substanz P stiegen als Folge der Schmerzreduzierung an. Leider war der positive Effekt bei den meisten Patienten auf zwei Monate begrenzt, einige verspürten Symptomverbesserungen über mehrere Monate.
Auch die Elektroakupunktur, bei der die Tenderpoints direkt mit dem Strom in Berührung kamen, erwies sich in einer Studie kurzfristig als wirkungsvoll.

Anthroposophische Medizin

Sie wurde von dem Wissenschaftler, Philosophen und Pädagogen Rudolf Steiner (1861–1925) begründet und bezieht neben den naturwissenschaftlichen Grundlagen geisteswissenschaftliche Erkenntnisse in die Diagnostik und Therapie mit ein. Sie steht nicht im Gegensatz zur Schuldmedizin, sondern sieht sich als Ergänzung und Weiterentwicklung. Die Lebensgeschichte des Patienten, seine charakterliche Ausprägung, seine Lebensumstände, kulturellen und sozialen Beziehungen fließen in die Behandlungsmethoden mit ein. Das Zusammenwirken von Körper, Geist und Seele war für Steiner ein zentrales Anliegen; war es erfolgreich und ausbalanciert, erzeugte es im Körper Gesundheit.

Körper, Geist und Seele wirken zusammen

Für die Therapie werden besonders hergestellte Arzneien verwendet, die eine unmittelbare Nähe von Mensch und Natur zur Grundlage haben und aus Pflanzen, Tiersubstanzen oder Metallen bestehen. Sie werden meist nach homöopathischen Gesichtspunkten hergestellt. Neben den Arzneien dienen Malen, Werken, Musik, Gesprächstherapie, Ernährung, Bewegungs- und Körpertherapie (Heileurythmie) dazu, um einen Patienten in seinem ganzen Wesen zu erfassen und zu therapieren.

Die Fibromyalgie in der Anthroposophie

Die Therapie orientiert sich an der individuellen Krankheitsgeschichte, Persönlichkeit und an den Symptomen des Patienten. Relativ häufig ist das Bild einer Störung der Ich-Ebene und eine fehlerhafte Verbindung der Ich-

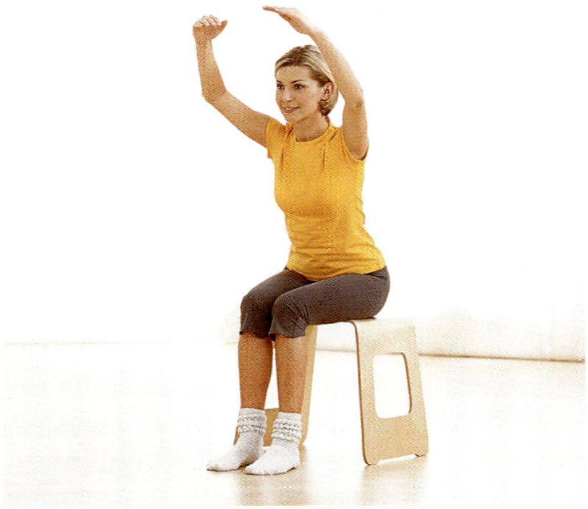

Ebene mit dem Körper. Sinnbildlich weist die Ich-Ebene ein Zuviel an ungerichteter Energie auf, die Folgen sind Müdigkeit und Abgeschlagenheit. Das mangelhafte Gleichgewicht zwischen Ich-Ebene und Körper-Ebene drückt sich in einer übersteigerten schmerzhaften Körperwahrnehmung aus. Die Anthroposophische Medizin kann den Fibromyalgie-Patienten in seiner Gesamtheit erfassen und ergänzend zu schulmedizinischen Methoden wirkungsvoll therapieren.

Mit Heileurythmie den Patienten ganzheitlich erfassen.

Die Darmsanierung

Auf Seite 38 wird ausführlich auf die Rolle des Darms bei der Fibromyalgie eingegangen. Aufgrund der vielfältigen Störungen ist eine Darmsanierung bei nahezu jedem Patienten vordringlich. Therapeutisch müssen die Darmflora und die Darmschleimhaut wieder in einen funktionsgerechten Zustand versetzt werden. Folgendes Vorgehen, das nur mithilfe eines Therapeuten durchgeführt werden kann, hat sich dabei bewährt:

1. Ernährungsumstellung,
2. Heilfasten,
3. Einnahme orthomolekularer Substanzen (siehe Seite 75) und langsamer Nahrungsneuaufbau.

Ernährung

Gesunde Ernährung bessert die Symptome

Obwohl bereits stärker in das Bewusstsein vieler gerückt, wird die gesunde Ernährung immer noch sträflich vernachlässigt. Gerade bei chronischen Erkrankungen wie der Fibromyalgie gehört die Ernährung absolut mit in das Therapiekonzept. Eine gesunde, lebensechte und naturbelassene Nahrung unterstützt das Immunsystem und die Regenerationskräfte des Körpers. Eine kleinere Untersuchung bei 30 Fibromyalgie-Patienten konnte bei 46 Prozent eine deutliche Symptomverbesserung verzeichnen. Die Patienten verwendeten in der Hauptsache rohe, vegetarische Produkte wie unbehandelte Früchte, Gemüse, Karottensaft, Nüsse, Samen, Knollen oder Kornprodukte. Bei entzündlichen und rheumatischen Erkrankungen hat sich die fleischlose (vegetarische) Ernährungsweise bewährt. Entzündungsfördernde Stoffe wie Arachidonsäure oder Linolsäure in Nahrungsmitteln werden dadurch reduziert.

Rein vegetarische Ernährung ist nicht empfehlenswert

Die rein vegetarische Ernährung bei der Fibromyalgie ist umstritten, da es zu Mangelerscheinungen besonders bei Vitamin B_6, B_{12}, Zink, Eisen, Carnitin und Cystein kommen kann. Bei der rein vegetarischen Ernährung sollten diese Stoffe zusätzlich zugesetzt werden. Ansonsten ist eine deutlich fleischreduzierte Nahrung (nur zweimal wöchentlich Fleisch) zu empfehlen.

Immunstimulierende Lebensmittel

Den Jahreszeiten entsprechend frisches, naturbelassenes, heimisches Obst und Gemüse. Lange Transport- und Lagerzeiten verringern die biologische Wertigkeit.
Beispiele: Hülsenfrüchte (Erbsen, Linsen, Soja), Pilze, Nüsse (Haselnüsse, Walnüsse, Mandeln), Samen (Sesam, Sonnenblumenkerne, Leinsamen), Reis, Kartoffeln, Olivenöl, Haferflocken, Buchweizen.

Gewichtsreduktion

Zur Ernährung gehört zweifelsohne auch die Gewichtsreduktion. Mehrere Untersuchungen ergaben, dass Übergewicht (festgestellt mithilfe des Body-Mass-Index, BMI, siehe Kasten rechts) sehr viele Symptome der Fibromyalgie verschlechtert. Eine Gewichtsabnahme hin zum Normalgewicht kann die allgemeine Leistungsfähigkeit steigern und Schmerzen im Bereich der Triggerpunkte verringern.

Den BMI berechnen

Der Body-Mass-Index (BMI) gilt als Maßeinheit für Übergewicht. Er berechnet sich nach folgender Formel:
BMI = Körpergewicht in Kilogramm zweimal nacheinander dividiert durch die Körpergröße in Metern.
Beispiel: 70 kg : 1,70 m = 41,17 : 1,70 m = 24,22. Der BMI beträgt also 24.

Unter Experten gilt:
BMI weniger als 19: Untergewicht
BMI 19 bis 25: Normalgewicht
BMI 26 bis 30: leichtes Übergewicht
BMI über 30: starkes Übergewicht

Heilfasten

Heilfasten stärkt das Selbstvertrauen

Heilfasten hat sich für Fibromyalgie-Patienten als besonders vorteilhaft herausgestellt. Bei dieser Therapieform verzichtet man für einen begrenzten Zeitraum ganz auf Nahrung bzw. man nimmt nur eine geringe und ausgesuchte Nahrungsmenge mit weniger als 500 bis 600 kcal pro Tag auf. Das Heilfasten befreit den Körper von »Schlacken« und Giftstoffen, die aus den Organen und dem Bindegewebe ausgeschwemmt werden. Nahrungsbestandteile, die allergische Reaktionen im Körper auslösen, werden eliminiert. Der Darm wird entlastet und kann regenerieren. Wichtiger Nebeneffekt: Man nimmt ab, und die Gefäßdurchblutung wird verbessert. Im Anschluss an das Heilfasten kann ein schonender Kostneuaufbau erfolgen. Das Darmgewebe kann nach der Erholungsphase eventuell Allergien auslösende Stoffe wieder vertragen.
Das Heilfasten stärkt bei vielen Patienten das Selbstvertrauen und kann die Einstellung zum eigenen Körper positiv beeinflussen. Ein neuer Kraftimpuls für neue Therapien kann entstehen. Heilfasten sollte nur unter der Überwachung eines Therapeuten durchgeführt werden.

Die Nahrungsmittelallergie

Wie bereits auf Seite 38 erwähnt, sollte ein Spezialist eine Nahrungsmittelallergie diagnostizieren. Meist wird er sich dazu der auf Seite 38 erwähnten Tests bedienen. Kuhmilch und deren Produkte, Weizen, Roggen, Äpfel, Zitrusfrüchte, Eier oder Fisch sind Beispiele für Nahrungsmittel, die häufiger Allergien auslösen. Bei einer vorliegenden Nahrungsmittelallergie muss eine fundierte Diätberatung erfolgen und eine Nahrungsumstellung eingeleitet werden. Notwendig ist eine Darmsanierung, das Heilfasten, eine Rotationsdiät (man darf nur jeden vierten bis fünften Tag dasselbe Lebensmittel essen) oder Eliminationsdiät (nach und nach werden bestimmte Lebensmittel weggelassen). Eine Nahrungsmittelallergie kann das Immunsystem des Darms erheblich stören und anderen Toxinen den Zugang in den Körper ermöglichen.

Säure-Basen-Haushalt

Bei den meisten von Enzymen gesteuerten Stoffwechselvorgängen fallen Säuren an, die vom Körper wieder ausgeschieden werden müssen. Funktioniert die Säureregulation nicht, kommt es zu einer Säureüberladung des Körpers. Symptome wie Müdigkeit, rheumatische Muskelschmerzen und Depressionen können die Folge einer Übersäuerung sein. Häufig führt die einseitige Aufnahme von säurelastiger Nahrung wie raffiniertem Zucker, Honig, Weißmehlprodukten, Limonaden, Fleisch, Wurst, Kaffee, Tee oder gehärteten Fetten zu einer Übersäuerung. Auf der anderen

Übersäuerung äußert sich wie Fibromyalgie

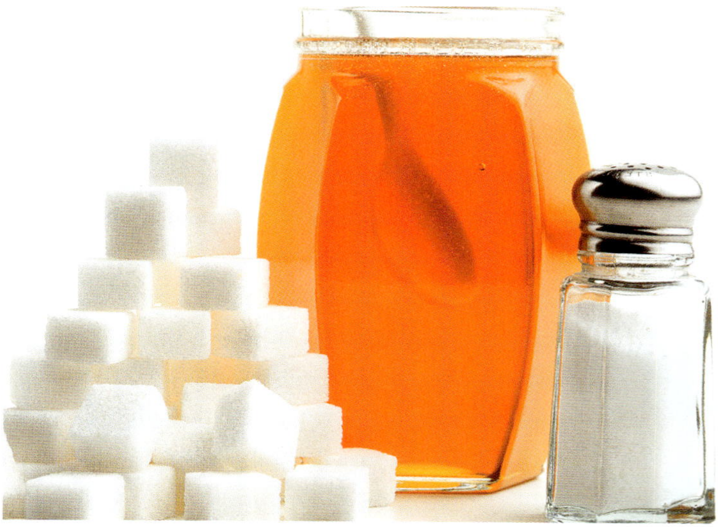

Raffinierter Zucker oder Honig übersäuern den Körper.

Seite fehlen basengebende Lebensmittel wie frisches Obst und Gemüse, Kartoffeln, Nüsse oder Samen. Es gibt noch weitere Gründe, die zur Säureüberladung des Körpers führen. Neben anderen Stoffwechselstörungen der säureausleitenden Organe (Leber, Niere, Lunge, Puffersysteme) und zu geringer körperlicher Bewegung ist in diesem Zusammenhang vorrangig das Darmmilieu zu nennen. Stimmt die Darmflora nicht, kann es zu krankhaften Vergärungsprozessen im Darm mit einer überschießenden Säureproduktion kommen.

Testen Sie Ihren Urin auf seinen Säuregrad

Zur groben Einschätzung Ihres Säure-Basen-Haushalts besorgen Sie sich aus der Apotheke Teststreifen, mit denen Sie den Säuregrad (pH-Wert) des Urins messen. Der Morgenurin liegt im sauren Bereich (pH kleiner als 7), da vor allem in der Nacht Säuren ausgeschieden werden. Testen Sie über mehrere Tage jeden Urin, er sollte im Laufe des Tages mindestens zweimal einen pH-Wert von über 7 (basisch) haben.

Osteopathie

Innerhalb der manuell (mit den Händen) ausgeführten Therapien besitzt die Osteopathie als sanfte Methode einen besonderen Stellenwert. Osteopathische Behandlungen versuchen mit bestimmten Techniken im Bereich des Muskel-Skelett-Systems, der inneren Organe und des Cranio-Sacral-Systems (definiert durch die bindegewebigen Verbindungen in Schädel, Rückenmark und Kreuzbein und durch den Bewegungsrhythmus der Gehirn-Rückenmarks-Flüssigkeit) Gewebeblockaden zu beseitigen und die normale Gewebebeweglichkeit und Gewebeverschieblichkeit wieder herzustellen. Durchblutung, Lymphfluss und Nervenfunktion verbessern sich. Besonders akute Schmerzphasen können durch eine osteopathische Behandlung günstig beeinflusst werden.

Osteopathie – Hilfe in akuten Schmerzphasen

Orthomolekulare Medizin

Der Begriff Orthomolekulare Medizin setzt sich aus »orthos« (griechisch = richtig, gut) und »molekular« (lateinisch = Molekül) zusammen. Eine entsprechende Übersetzung wäre: Verwendung der richtigen Substanzen in den richtigen Mengen.
Die Bedeutung der Orthomolekularen Medizin wurde von Linus Pauling, ihrem Begründer, wie folgt erklärt: »Orthomolekulare Medizin ist die Erhaltung guter Gesundheit und die Behandlung von Krankheiten durch Ver-

Übersicht: Orthomolekulare Substanzen (siehe auch Seite 79)

Substanz	Ursprung	Wirkung	Bemerkung
L-Tryptophan	Aminosäure, Ausgangssubstanz für Serotonin und Melatonin	Schmerz, Müdigkeit, Morgensteifigkeit und Depressionen können sich bessern	Versuch sinnvoll
Phenylalanin	Aminosäure	Kann Schmerzen lindern	Bei Versagen anderer Substanzen ist ein Versuch sinnvoll. Spezielle Erfahrungen bei der Fibromyalgie liegen nicht vor
Tyrosin	Aminosäure, Vorstufe von Adrenalin und Noradrenalin	Kann zu mehr Aktivität verhelfen und hilfreich bei Antriebsstörungen und starker Müdigkeit sein	Versuch lohnenswert
Cystein	Schwefelhaltige Aminosäure	Ist beteiligt am Aufbau des Bindegewebes, kann Schmerzen lindern	Bei Therapieresistenz Versuch sinnvoll. Evtl. mit anderen Stoffen (Glukosaminoglykanen, Chondroitinsufat, MSM, L-Lysin) kombinieren
S-Adenosyl-Methionin (SAM)	Wird aus der Aminosäure Methionin gebildet, Co-Faktor für die Bildung von Serotonin und Melatonin	Kann Schmerzen lindern	Nur in Einzelfällen sinnvoll, erste Erfolge erst nach 6 Wochen. Hat Nebenwirkungen, deshalb nur unter ärztlicher Anweisung einnehmen
Magnesium	Co-Faktor für die Bildung von Serotonin und Melatonin	Kann Schmerzen signifikant reduzieren und Aktivität steigern	Versuch sinnvoll. Dosierung muss ausreichend hoch gewählt werden. Bei Auftreten von Durchfällen ist Dosierung zu hoch

Substanz	Ursprung	Wirkung	Bemerkung
Vitamin C	Neben Eisen wichtiger Co-Faktor für die Bildung von Serotonin und Adrenalin	Starkes Antioxidans, hilft gegen Allergien	Versuch sinnvoll. Am Anfang ist eine hohe Dosis erforderlich
Omega-3-Fettsäuren	Bestandteil der Fette, besonders in Kaltwasser-Meeresfischen	Verbessern die Funktion von Rezeptoren, an die sich Serotonin anlagert	Versuch sinnvoll. Bei einigen Patienten konnte eine Verbesserung erzielt werden
Wachstums-hormon	Wird nachts von der Hirn-anhangdrüse ausgeschüttet. Ein Mangel ist bei einigen Fibromyalgie-Patienten nachweisbar	Wachstumshormonmangel kann sich in ähnlichen Symptomen äußern wie die Fibromyalgie (z.B. Energiemangel, Müdigkeit, Muskelschwäche, Erschöpfung)	Extrem teuer. Bei konstanter Zufuhr Besserung der Symptome
NADH (Nicotin-säureamid-adenin-dinucleotid)	Co-Enzym, von zentraler Bedeutung für den Stoffwechsel. Steigert die ATP-Produktion. ATP (Adenosintriphosphat, Energielieferant in der Zelle für alle Stoffwechselprozesse) kann bei Fibromyalgie erniedrigt sein	Bessert das Chronische Müdigkeitssyndrom	Nur in Einzelfällen sinnvoll. Direkte Erfahrungen bei der Fibromyalgie liegen nicht vor
DHEA (Dehydro-epiandros-teron)	Hormon der Nebennierenrinde	Es existieren keine verlässlichen Untersuchungen	Hormontherapie mit DHEA nur in Einzelfällen sinnvoll. Wenig Erfahrung bei Patienten mit Fibromyalgie

Einnahmeschema orthomolekularer Substanzen bei der Fibromyalgie*
(nach Dr. Bram van Dam)

Vitalstoffe	Einnahme 1. bis 6. Woche	Einnahme 7. bis 12. Woche	Danach
L-Tryptophan	3 x tgl. 1000 mg	1000–1500 mg 30 Min. vor dem Zubettgehen	Individuell
SAM	4 x tgl. 200–400 mg	2 x tgl. 200–400 mg	Individuell
Magnesium	3 x tgl. 150–250 mg	3 x tgl. 150 mg	Individuell
Vitamin B_6	2- bis 4 x tgl. 100 mg	2 x tgl. 100 mg	Individuell
Vitamin C	6 x tgl. 1000 mg	3 x tgl. 1000 mg	Individuell
Antioxidativa	Je nach Produkt, muss der Arzt entscheiden	Je nach Produkt, muss der Arzt entscheiden	Je nach Produkt, muss der Arzt entscheiden
Multivitamine (hochdosiert, v.a. B-Komplex)	Je nach Produkt, muss der Arzt entscheiden	Je nach Produkt, muss der Arzt entscheiden	Je nach Produkt, muss der Arzt entscheiden
L-Carnitin	1 x tgl. 1000 mg	1 x tgl. 1000 mg	Nach 3 Monaten individuell

* nur unter ärztlicher Aufsicht

änderung der Konzentration von Substanzen, die normalerweise im Körper vorhanden und für die Gesundheit verantwortlich sind.« Es gibt einige beeindruckende Studien, die eine Wirksamkeit der Orthomolekularen Medizin belegen.
Vorwiegend werden zur Behandlung Stoffe verwendet, die man als »Vitalstoffe« bezeichnen kann. Dazu zählen Vitamine, Antioxidantien, Mineralstoffe und Spurenelemente, Enzyme (Biokatalysatoren, bestehen meist aus Eiweiß), Aminosäuren (Eiweißbausteine), essenzielle Fettsäuren, Bioflavonoide (Pflanzenfarbstoffe) sowie vitaminähnliche Substanzen (Vitaminoide).
Die Orthomolekulare Medizin hat bei richtiger Dosierung keine Nebenwirkungen, da sie nur die Konzentration von im Körper natürlicherweise vorkommenden Stoffen erhöht. Orthomolekularmediziner

vertreten die Ansicht, dass der Körper heutzutage in unzureichender Form mit den notwendigen Vitalstoffen versorgt wird und gerade die dramatische Zunahme chronischer Erkrankungen zumindest teilweise auf Vitalstoffmängel zurückgeführt werden kann.
Bei der Fibromyalgie sollen eine Reihe von Körpersubstanzen erniedrigt sein. Der Mangel kann entweder Mitauslöser oder eine Folge der Erkrankung sein. Zu diesen Substanzen gehören unter anderem Serotonin, Melatonin, Wachstumsfaktor, Sauerstoff, Folsäure, SAM, Vitamin B_6, Eisen, Magnesium sowie schwefelhaltige Aminosäuren.

Orthomolekulare Substanzen

Verschiedene äußere und innere Faktoren bestimmen unseren individuellen Vitalstoffbedarf, wie die Ernährungs- und Lebensgewohnheiten, das Alter, der Gesundheitszustand oder Umwelteinflüsse. Alle diese Faktoren können sich so stark auswirken, dass selbst eine gesunde und vielseitige Ernährung den Bedarf nicht decken kann. Bei Krankheiten werden in der Orthomolekularen Medizin Vitalstoffe in hohen oder höchsten Dosierungen oft mit mehr Erfolg als körperfremde Mittel wie Medikamente eingesetzt.

Antioxidantien

Im Körper werden bei der Energiegewinnung zahlreiche freie Sauerstoffradikale gebildet, die sehr aggressiv sind und andere Strukturen angreifen. Sie entstehen aber nicht nur natürlicherweise im Körper, sondern auch durch Umweltfaktoren, Toxine, falsche Ernährung, Stress oder chronische Erkrankungen.
Antioxidantien sind Radikalfänger und machen sie unschädlich. Die wichtigsten Antioxidantien und ihre Co-Faktoren sind Vitamin A, E und C, Co-Enzym Q10, Alpha-Liponsäure, Glutathion-Peroxidase, Zink, Kupfer, Mangan, Selen und Schwefel.
Fibromyalgie-Patienten reagieren besonders stark auf oxidativen Stress durch freie Radikale. Deshalb ist neben einer vitaminreichen Kost die Einnahme von Antioxidantien empfehlenswert.
Weitere orthomolekulare Substanzen siehe Seite 76 und 77.

Oxidativer Stress – bei Fibromyalgie ein großes Problem

Stoffwechsel und Immunsystem

Sauerstoff

Sauerstoff ist ein wesentlicher Faktor, der zur Serotoninbildung aus Tryptophan benötigt wird.

Wenig Sauerstoff – zu wenig Serotonin

Ein vermindertes Sauerstoffangebot kann Ursache einer reduzierten Bildung von Serotonin sein. Therapeutisch hat die Bewegungstherapie (besonders Ausdauer-, aber auch Krafttraining und Beweglichkeitstraining) zur Verbesserung des Sauerstoffangebots eine herausragende Stellung. Daneben kommen noch weitere Sauerstofftherapien in Frage, über deren positive Wirkung es aber nur Einzelfallbeschreibungen gibt. Dazu zählen die Sauerstoffinhalationstherapie und Sauerstoffregenerationstherapie sowie die Sauerstoff-Mehrschritttherapie nach Ardenne.

Entzündungsfaktoren

Die Fibromyalgie gilt als nichtentzündliche Erkrankung, da keine typischen Veränderungen wie bei anderen rheumatischen Erkrankungen gefunden werden. Trotzdem wird sie von einigen dem rheumatoiden Formenkreis zugerechnet. Das hat seinen Grund darin, dass bestimmte Veränderungen des Immunsystems durchaus einen Hinweis auf eine immunologische Erkrankung geben. Die Konzentration der Immunglobuline Ig-G ist verändert, die Aktivität der natürlichen Killerzellen verringert. Als Folge können vermehrt Infekte durch Viren und Bakterien auftreten. Therapeutisch sinnvoll ist die Gabe von Tryptophan und SAM, Bewegungstherapie, Entspannungsmethoden und psychotherapeutische Betreuung, wodurch das Immunsystem gestärkt und die Zahl der krankheitsabwehrenden Killerzellen erhöht wird.

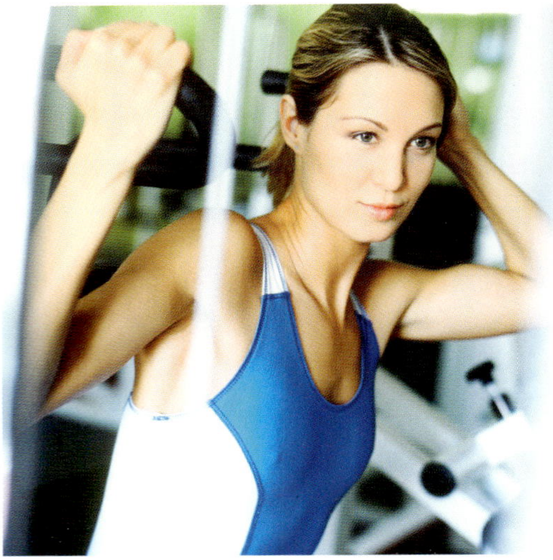

Krafttraining verbessert das Sauerstoffangebot im Muskel.

Das Immunsystem beeinflussende Therapien

Therapien, die in das Immunsystem eingreifen, werden sehr kontrovers diskutiert. Einigen Schulmedizinern erscheint es überdies fragwürdig, ob man überhaupt in das hochkomplexe Immunsystem eingreifen kann. Auch sollen Nachweise fehlen, dass mit bestimmten pflanzlichen oder homöopathischen Stoffen Veränderungen herbeigeführt werden, gleichwohl es positive Studien auf diesem Gebiet gibt. Angesichts der Erfolglosigkeit mancher schulmedizinischen Methoden und der zeitweise erstaunlichen Erfolge komplementärer Verfahren erscheint der Einsatz Letzterer mehr als gerechtfertigt.

Mikroimmuntherapie

Einen sehr interessanten naturheilkundlichen Ansatz bietet die Mikroimmuntherapie. Sie behandelt die Ursache der Erkrankung und arbeitet nicht symptomunterdrückend. Wie auf Seite 23 beschrieben, kann man bei der Fibromyalgie eine überschießende Wirkung verschiedener Botenstoffe (Zytokinine) des Immunsystems feststellen, die für eine Reihe von Symptomen verantwortlich sind. Diese Botenstoffe lassen sich künstlich im Labor herstellen und homöopathisch (Herstellung sehr hoher Verdünnungen) aufbereiten. In einer hohen Potenz (wie C30) wirken sie dämpfend auf überschießend vorhandene Botenstoffe. Andere, die zu wenig aktiv sind, können durch eine niedrige Potenz (wie C4) angeregt und gestärkt werden. Auf diese Weise gelingt eine überraschend wirkungsvolle, sanfte und nebenwirkungsfreie Einregulierung des aus dem Gleichgewicht geratenen Immunsystems.

Kampf gegen Erreger

Die Mikroimmuntherapie vermag bei der Therapie der Fibromyalgie aber noch mehr. Chronisch ablaufende oder reaktivierte Infektionen mit Viren oder Bakterien werden als Krankheitsauslöser verdächtigt und sollten im Körper untersucht werden (siehe Seite 38). Für einen Großteil der Erreger gibt es spezielle mikroimmuntherapeutische Präparate, die Nukleinsäuren enthalten und den jeweiligen Erreger gezielt angreifen können. Die Nukleinsäuren bauen sich in den Vermehrungszyklus der Erreger ein und verhindern deren Vermehrung.

Die Erreger gezielt angehen

Diese beiden Wirkmechanismen der relativ wenig bekannten Mikroimmuntherapie kann gerade bei Fibromyalgie-Patienten zu überraschenden Therapieerfolgen führen.

Immunmodulatoren

Als Immunmodulatoren werden pflanzliche Stoffe bezeichnet, die Zellen des Abwehrsystems beein-

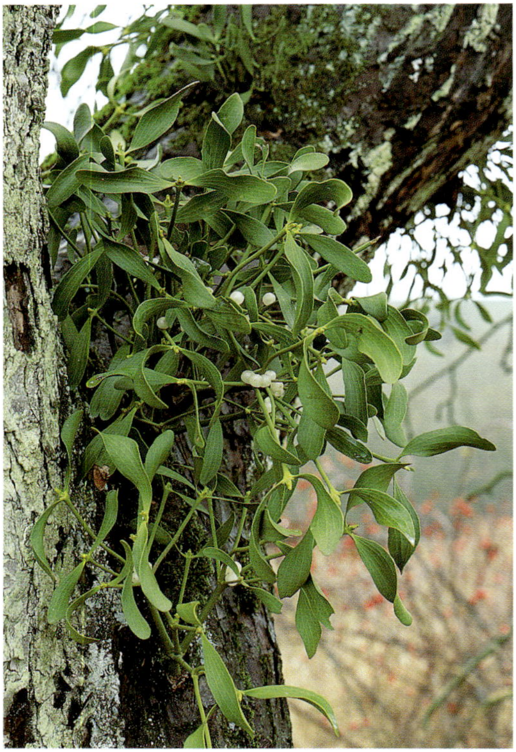

Mistelpräparate hemmen Schmerzrezeptoren.

flussen und aktivieren können. Eine andere Bezeichnung für Immunmodulation lautet Umstimmungstherapie. Diese Präparate sollten immer nur kurzfristig mit entsprechenden Pausen und unter ärztlicher Kontrolle verordnet werden, da bei falscher Anwendung auch gegenteilige Effekte auftreten können. Eine Wirksamkeit auf bestimmte Immunzellen ist wissenschaftlich belegt.

- Kraut des Purpurfarbenen Sonnenhuts *(Echinacea purpureae herba)*: Beispiele sind Cefatox®, Echinacea Hevert®, Echinacin®, Esberitox®, Resplant®.
- Wurzel des Blassen Sonnenhuts (*Echinacea pallida radix*): Beispiele sind Pascotex®, Salus Echinacea®.
- Mistel *(Viscum album)*: Eine Anwendung bei Fibromyalgie-Patienten muss sehr vorsichtig erfolgen, da oft überschießende Reaktionen zu beobachten sind. Anthroposophische Zubereitungen haben eine sehr gute Wirkung. Die Anwendung erfolgt ausnahmslos über Injektionen. Die Mistel hemmt auch Schmerzrezeptoren.
- Wurzel der Taigawurzel *(Eleutherococci radix)*: Beispiele für Präparate sind Eleu-Kokk® oder Eleutherococcus®.

Enzymtherapie

Enzyme sind Biokatalysatoren

Wie kommt es, dass eine Kuh, die den ganzen Tag über Gras frisst, Milch produziert? Die entscheidende Antwort lautet: mithilfe von Enzymen. Dies sind aus Eiweißkörpern bestehende Biokatalysatoren, die bestimmte Stoffwechselvorgänge im Körper ermöglichen und beschleunigen. Enzyme sind an jeder Stelle des Körpers vorhanden, in Zellen, Zellwänden und freien Flüssigkeiten. Sie sorgen dafür, dass aus den Nahrungsbestandteilen lebenswichtige Stoffe für den Kör-

per produziert werden. Pro Sekunde laufen etwa 20 000 bis 30 000 von Enzymen ausgelöste Stoffwechselprozesse ab.
Es gibt zahlreiche Anhaltspunkte, dass dieses hochkomplexe Enzymsystem beim Fibromyalgie-Syndrom gestört ist. Enzyme für den therapeutischen Einsatz stammen von Pflanzen, Säugetieren, Pilzen, etwas exotischer vom arktischen Krill (einem Kleinkrebs) und von Schlangen. Bei der Fibromyalgie verwendet man vornehmlich Pflanzenenzyme. Enzyme wirken positiv auf den Blutstrom, wirken antientzündlich, stimulieren und regulieren das bei der Fibromyalgie gestörte Immunsystem und unterstützen den Körper bei der Viren- und Bakterienabwehr. Beispiele sind Bromelaine aus der Ananas und Papain vom Melonenbaum oder Papaya. Als Präparate werden z. B. Wobenzym® und Phlogenzym® eingesetzt.

Schlafverhalten

Ratschläge an Patienten, sie sollten ihr Schlafverhalten verbessern, sind ohne konkrete Vorgaben wenig hilfreich. Auch ist die Information eines gestörten Schlafs und Angaben wie Müdigkeit und ständige Schläfrigkeit nicht ausreichend, um geeignete Gegenmaßnahmen zu treffen. Wichtig ist die Erstellung eines Schlaftagebuchs, anhand dessen Daten dann ein objektives Bild gezeichnet werden kann. Notieren Sie, um wie viel Uhr Sie zu Bett gehen, um wie viel Uhr Sie wieder aufstehen. Machen Sie eine kurze Notiz, ob und wann Sie nachts aufwachen. Bemerkt Ihr Schlafpartner eine besondere Unruhe, insbesondere Bewegungen der Beine (restless leg syndrome)? Wie ist Ihr Schlafumfeld, Ihr Schlafritual? Wann haben Sie die letzte Mahlzeit gegessen, wann haben Sie sich das letzte Mal körperlich betätigt? Aus diesen Informationen wird schrittweise eine Neuorientierung des Schlafverhaltens eingeleitet.

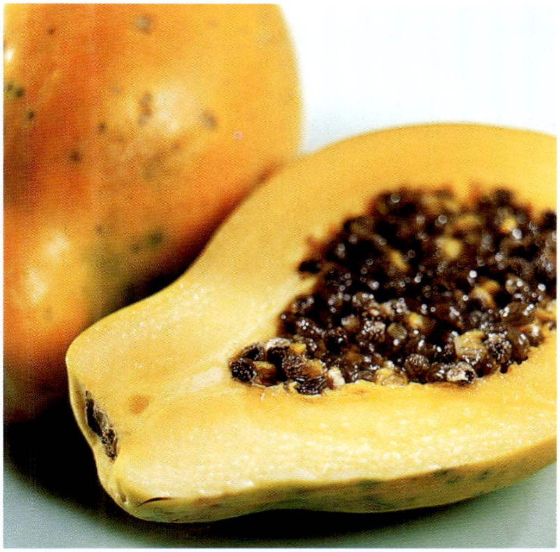

Enzyme aus der Papaya regulieren das Immunsystem.

Richtig schlafen

- Verzichten Sie tagsüber auf Schlafphasen, damit Sie am Abend ausreichend müde sind. Erst wenn Sie wieder gut durchschlafen, ist ein Mittagsschlaf angezeigt.
- Nehmen Sie Ihre letzte Mahlzeit mindestens drei Stunden vor dem Zubettgehen ein.
- Verzichten Sie kurz vor dem Zubettgehen auf körperlich anstrengende Tätigkeiten (Sport) oder anregende Gewohnheiten (Fernsehen).
- Machen Sie vor dem Zubettgehen einen kurzen, entspannenden Spaziergang an der frischen Luft.
- Lesen Sie im Bett für ca. 15 Minuten.
- Versuchen Sie, immer zur gleichen Zeit zu Bett zu gehen und wieder aufzustehen.
- Vermeiden Sie Kaffee ab dem Nachmittag. Das Gleiche gilt, wenn es überhaupt sein muss, für das Rauchen.

Den Schlaf beeinflussen

- Körperliches Training mit Verbesserung der Sauerstoffaufnahme beeinflusst eindeutig das Schlafverhalten.
- Geringe Dosen von trizyklischen Antidepressiva haben sich bei einigen Patienten als wirkungsvoll erwiesen. Weitere Medikamente, wie Tryptophan und Melatonin, werden bei der Orthomolekularen Medizin beschrieben (siehe Seite 75).
- Wenn Sie nachts nicht schlafen können oder immer wieder aufwachen, zwingen Sie sich nicht im Bett liegen zu bleiben. Stehen Sie auf und suchen Sie sich eine Tätigkeit, die Sie dann jedes Mal wiederholen. Also zum Beispiel Treppe oder Boden wischen, Kühlschrank reinigen, Bad sauber machen. Der Trick ist, immer die gleiche Tätigkeit auszuüben. Kein Wechsel! Wenn Sie sich für Bad säubern entschieden haben, säubern Sie bei Schlaflosigkeit nur das Bad. Damit überlisten Sie Ihr Gehirn, und nach einiger Zeit wird sich wieder Schläfrigkeit einstellen.

Bei Schlaflosigkeit eine Tätigkeit immer wiederholen

- Wichtig für das Einschlafverhalten sind warme Füße. Im Schlaf wird die Körperkerntemperatur erniedrigt, der Stoffwechsel gedrosselt und die Beine und Arme werden vermehrt durchblutet. Der Zeitpunkt des Einschlafens lässt sich exakt durch Körpertemperaturmessungen bestimmen. Um diesen Prozess der Temperaturabsenkung aber überhaupt einleiten zu können, benötigt der Körper das Signal warmer Füße. Kalte Füße könnten durch die folgende Körperkerntemperaturabsenkung die Gefahr einer zu starken Auskühlung hervorrufen und werden deswegen vom Organismus nicht als Schlafreiz akzeptiert.

Entspannungsübungen zum Einschlafen

Wirksame Einschlafhilfen, in denen warme Extremitäten und ein Ruhezustand des Körpers eingeleitet werden, sind das Autogene Training und die progressive Muskelentspannung nach Jacobson. Warme Vollbäder und warme Teilbäder der Füße und Hände wirken direkt. Auch kaltfeuchte Socken vor dem Zubettgehen lösen eine Gegensteuerung des Körpers aus. Er stellt die Gefäße im Bereich der Füße weit und erwärmt sie damit.

- Eine Lichttherapie ist eine andere wissenschaftlich erprobte Möglichkeit, den Schlafrhythmus zu normalisieren. Dazu werden zu einer festgesetzten Zeit beim Aufwachen 10 000 Lux über 30 Minuten verabreicht. Entsprechende Lampen erhalten Sie in größeren Elektroläden.
- Als pflanzliche Mittel fördern Baldrian, Hopfenzapfen, Lavendelblüten, Melissenblätter oder Passionsblumenkraut den Schlaf. Bei zusätzlichen depressiven Störungen hat sich Johanniskraut sehr gut bewährt.

Wärme und Kälte

Die Mehrzahl der Patienten spricht besser auf Wärmereize als auf Kältereize an. Feuchte, nasse Witterung und lokale Kältetherapie wie Eisbeutel erhöhen oft die Schmerzen. Wärme kann die Beschwerden bessern. Die Extremformen der Wärme- und Kältetherapie sind die Hyperthermie und die Kältekammertherapie. Eine Hälfte der Patienten spricht besser auf Erstere an, die andere Hälfte auf die Kältekammer.

Warme Füße fördern erholsamen Schlaf.

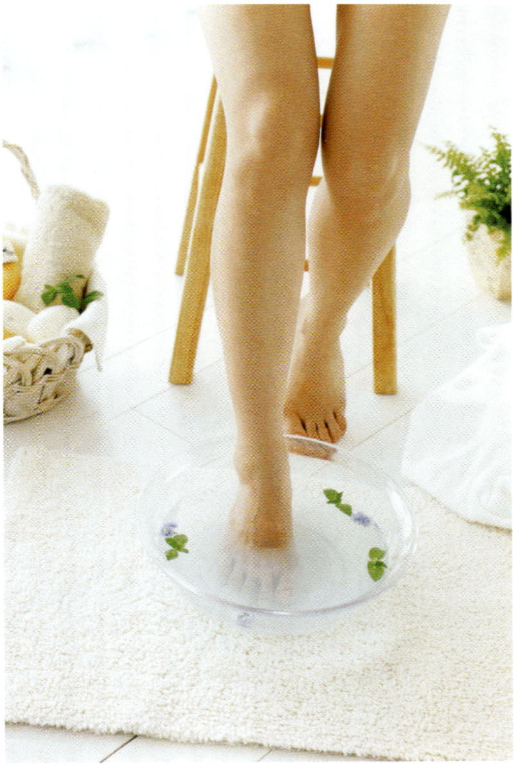

Hyperthermie (Überwärmung)

Die Hyperthermie wird seit Jahren bereits mit einigem Erfolg bei der Tumorbehandlung eingesetzt. Zur Behandlung der Fibromyalgie wird eine abgeschwächte Form, die milde Hyperthermie, verwendet. Hierbei wird mittels spezieller Infrarotbestrahlung die Körperkerntemperatur (der Saunabesuch oder die Fangopackung hat eine völlig andere Wirkung) auf ca. 38 bis 39 °C erwärmt. Der Patient befindet sich auf einer Liege und wird mithilfe von Wärmestrahlern unter konstanter Überwachung auf den erforderlichen Temperaturbereich erwärmt. Die Behandlung dauert etwa 45 Minuten und wird zweimal in der Woche über fünf Wochen durchgeführt.

Die Überwärmung reduziert den Schmerz

Erste Ergebnisse zeigen sehr positive Wirkungen mit einer Verringerung des Gesamtschmerzes und einer geringeren Druckpunktempfindlichkeit.

Kältekammer

Die Ganzkörper-Kältekammer wird bei Temperaturen von minus 60 bis 80 °C oder minus 110 °C betrieben. Die Patienten verweilen für wenige Minuten in der Kammer. Die Temperatur wird als weitaus weniger unangenehm empfunden, als die Temperaturen vermuten lassen. Es herrscht eine frische angenehme Kälte ohne lästige Luftfeuchtigkeit. Viele Patienten fühlen sich anschließend schmerzarm oder schmerzfrei und insgesamt energiegeladener. Bei entzündlichen Erkrankungen wie der Rheumatoiden Arthritis wird die Kältetherapie erfolgreich angewendet.

Für viele Fibromyalgie-Patienten ist die Kältekammer ein zusätzlicher hoher Reizeinfluss, der auch zu einer kurzfristigen Verschlechterung der Symptome führen kann. Bei einer deutschen Studie aus dem Jahr 2003 brachen 53 Prozent der Patienten die Ganzkörper-Kältetherapie vorzeitig ab. Unter den restlichen Patienten kam es aber in 73 Prozent zu einer deutlichen Besserung der Schmerzsymptomatik.

Kälte verträgt nicht jeder

Verträglichkeit der Kälte-/Wärmetherapie

Leider gibt es keine Voruntersuchung zur Verträglichkeit der Kälte- oder Wärmetherapie. Patienten, die eine lokale Kältetherapie eher nicht vertragen, können durchaus von der Ganzkörper-Kältetherapie profitieren. Ein Versuch ist bei Fibromyalgie-Patienten auf jeden Fall empfehlenswert.

Weitere Therapien

Stangerbad

Verschiedene Kliniken berichten über recht gute Erfolge mit dem Stangerbad. Es handelt sich um ein Wannenvollbad, bei dem mittels Elektroden ein sehr milder elektrischer Strom quer oder längs durch das Wasser und den Körper geleitet wird. Man badet ca. 20 Minuten, eventuell mit antirheumatischen Badezusätzen, anschließend ruht man noch 45 bis 60 Minuten nach.
Der schmerzreduzierende Effekt tritt unmittelbar ein, hält aber nur relativ kurz (einige Tage bis wenige Wochen) an.

Lasertherapie

Einer Studie zufolge linderte die Behandlung der Tenderpoints mit einem Niedrigenergie-Laser (Gallium-Arsenid, 2 J/cm^2) drei Minuten pro Punkt täglich über zwei Wochen deutlich den Schmerz. Der Schlaf, die Morgensteifigkeit und Müdigkeit waren ebenfalls verbessert.

Elektrotherapie

Hier sind besonders TENS-Geräte (transcutane elektrische Nervenstimulation) zu nennen, die die Patienten auch gut zu Hause anwenden können. TENS eignet sich besonders für die Behandlung akut schmerzhafter Körperareale. Die schmerzdämpfende Wirkung kann vom Patienten individuell eingestellt werden. Ein Versuch mit dieser Methode ist auf jeden Fall sinnvoll.

Biofeedback-Therapien

Mit Biofeedback trainiert und kontrolliert der Patient mit visueller Rückkopplung (auf einem Bildschirm werden die Werte angezeigt) über ein Elektromyogramm (EMG, es misst die Muskelspannung) die bewusste Entspannung seiner Muskeln.
Biofeedback reduziert signifikant die Druckempfindlichkeit der Triggerpunkte bei nahezu allen Patienten. Auch verbessert sich die Stimmung und Vitalität. Bei stärkeren psychischen Auffälligkeiten zeigten sich allerdings eingeschränkt gute Werte.

Mit Biofeedback Überempfindlichkeiten reduzieren.

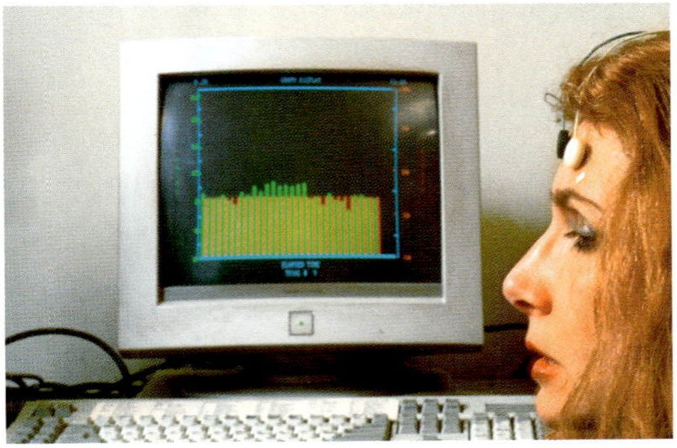

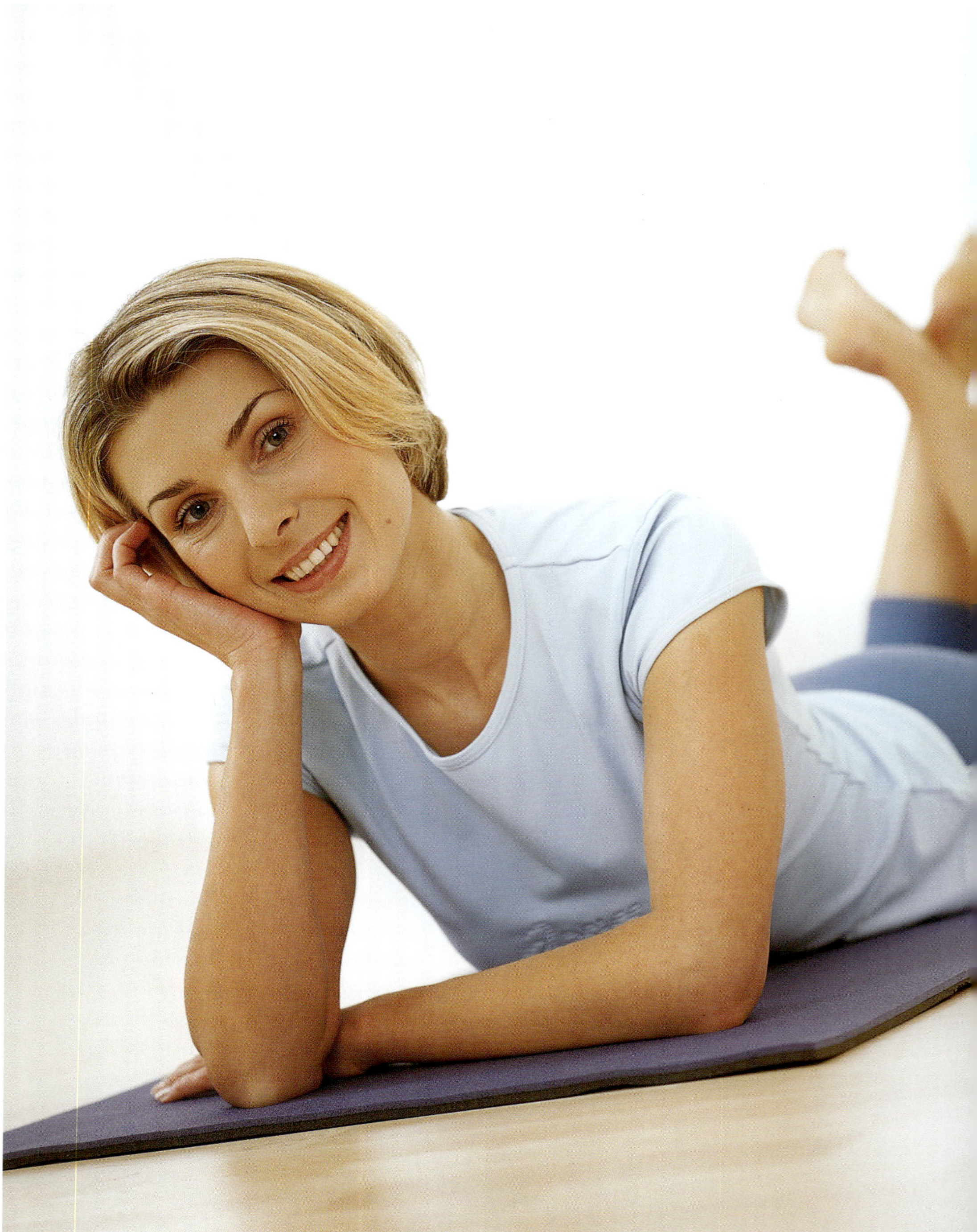

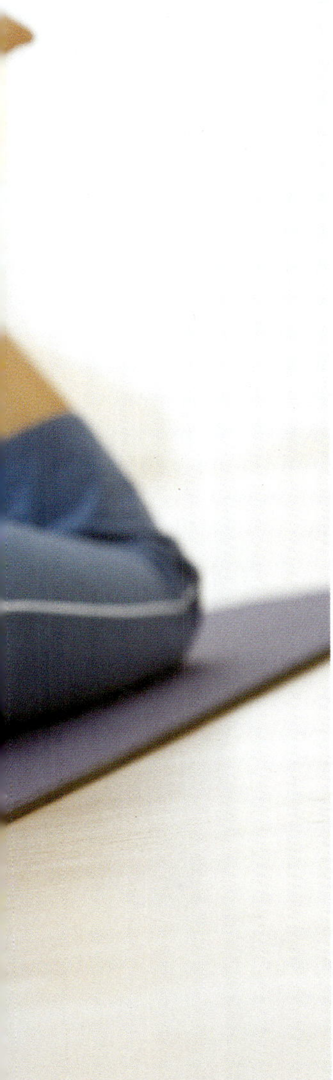

Heilende Bewegung

Bewegungsprogramme sind von großer Bedeutung für Fibromyalgie-Patienten. Mit den Übungen sind die Patienten in der Lage, Schmerzen zu reduzieren und depressive Verstimmungen und Ängste positiv zu beeinflussen. Ein neues Körpergefühl und Selbstbewusstsein wird vermittelt. Der aus der Balance geratene Körper wird durch die zielgerichteten Bewegungen wieder aufgebaut und in ein neues Gleichgewicht überführt.

Richtig bewegen gegen den Schmerz

Zur körperlichen Fitness gehören Ausdauer, kräftige Muskeln und eine gute Beweglichkeit. Es ist bekannt, dass 80 bis 90 Prozent der Fibromyalgie-Patienten keinen sportlichen Aktivitäten zur Verbesserung ihrer Fitness nachgehen. Wenige gehen spazieren, noch weniger bemühen sich bewusst darum, ihre Herz-Kreislauf-Fitness durch längere Wanderungen zu verbessern.

Trotz Schmerzen bewegen

Um den größtmöglichen Effekt zu erreichen, sollten alle Bereiche abgedeckt werden. Um negative Effekte und Vertrauensverluste in die Therapie zu vermeiden, muss auf jeden Fall ein in der Fibromyalgie erfahrener Physiotherapeut oder Fitnesstrainer in Anspruch genommen werden.

Ausdauer

Zur Verbesserung der Ausdauer wird das so genannte aerobe Training eingesetzt. Das heißt, dass nur der eingeatmete Sauerstoff zur Energiegewinnung genutzt wird und beim Training im Körper keine Milchsäure entsteht. Das aerobe Ausdauertraining vermag das körpereigene Endorphinsystem (baut Schmerzen ab) zu stärken, das Serotoninsystem positiv zu regulieren und den Sympathikus in seiner Aktivität zu dämpfen. Weiterhin wird das Schlafverhalten verbessert sowie emotionale und psychologische Faktoren wie Depression und Angst deutlich gemildert. Um die Verbesserungen zu erlangen, reicht es aus, die Herz-Kreislauf-Fitness mit mäßiger Intensität zu betreiben. Die Maßstäbe Gesunder zur Verbesserung der Herz-Kreislauf-Fitness gelten für Fibromyalgie-Patienten nicht.

Richtig trainieren

- Trainieren Sie Ausdauer, Kraft und Beweglichkeit, um einen maximalen und sich wechselseitig verstärkenden Effekt zu erzielen.
- Vermeiden Sie, nur einen Bereich zu trainieren.
- Erste Effekte setzen nach einer Trainingszeit von 10 Wochen ein (bei dreimaligem Training pro Woche). Deutlich werden die Effekte aber erst nach 5 Monaten. Ihr Durchhaltevermögen ist wichtig!

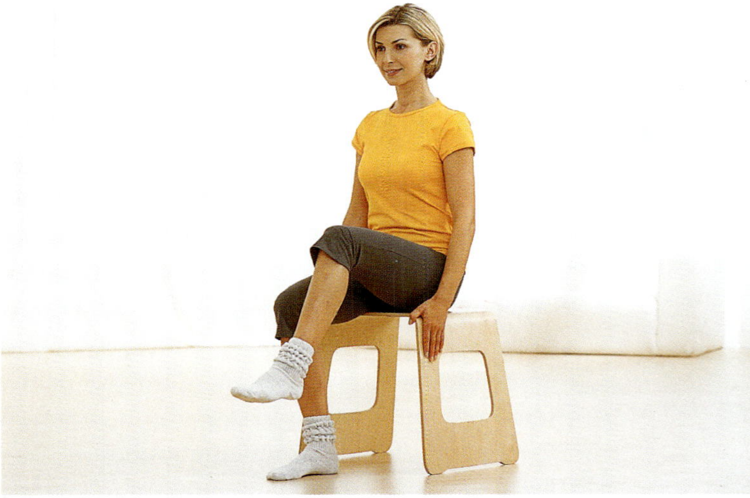

Mit Übungen der Muskelerschöpfung entgegenwirken.

Das Übungsprogramm

Es besteht aus zwei Teilen. Zum Teil I gehören Dehnungs- und Kräftigungsübungen. Sie sind wichtig, um der auf Seite 22 erwähnten Muskelerschöpfung entgegenzuwirken und den Schmerz zu reduzieren. Die Kräftigungsübungen für Fibromyalgie-Patienten verlangen sorgfältige Auswahlkriterien. In schmerzfreien Phasen können, je nach Ausprägungsgrad der Fibromyalgie, alle vorgeschlagenen Übungen angewendet werden. In schmerzhaften Phasen muss jedoch besonders auf die Art der Übungen geachtet werden (siehe Seite 92). Im Idealfall sollten die Übungen sogar zur Schmerzreduzierung beitragen.

Teil II behandelt die Heileurythmie. Sie ist ein Teilbereich der Anthroposophischen Medizin und aus der Eurythmie hervorgegangen. Der Begriff setzt sich aus der griechischen Vorsilbe »eu-« (= gut, schön) und »Rhythmus« zusammen und beinhaltet die Vereinigung von Bewegung mit Sprache. Das bedeutet, dass Vokale und Konsonanten durch Bewegung sichtbar gemacht werden und so therapeutisch eingesetzt werden können (siehe Seite 106). Die heileurythmischen Übungen haben den Vorteil, dass sie sich dem Patienten individuell anpassen lassen. Dazu bedarf es allerdings der fachkundigen Anleitung eines Therapeuten. Er kann dem Programm auch weitere sinnvolle Übungen hinzufügen.

Eurythmie vereinigt Bewegung mit Sprache

Dehnungs- und Kräftigungsübungen

Die Dehnungs- und Kräftigungsübungen wurden speziell für Fibromyalgie-Patienten ausgearbeitet, die gerade in einer schmerzhaften Phase stecken. Die isometrischen Kräftigungsübungen (siehe Seite 97) eignen sich ganz besonders für diese Phasen und können zur Schmerzreduzierung beitragen. Die Muskelanspannungen vermögen Schmerzreize zu hemmen. Allein die dynamischen Kräftigungsübungen sollten Sie nicht bei akuter Schmerzhaftigkeit ausführen.

Spezielle Übungen für Fibromyalgie-Patienten

Beweglichkeit

Im Vergleich zu gesunden Personen sind Fibromyalgie-Patienten ähnlich beweglich ohne größere Einschränkungen. Überraschenderweise führt ein reines Beweglichkeitstraining (Stretching) zu ähnlich positiven Veränderungen wie ein Muskelkrafttraining, das heißt, es wirkt muskelkräftigend. Im Beweglichkeitstraining werden die gleichen Muskelgruppen wie im Muskelkrafttraining gedehnt. Um einen maximalen Effekt zu erreichen, ist ein Beweglichkeitstraining neben dem Training der Muskelkraft und der Ausdauer unbedingt empfehlenswert. Beginnen Sie jeden zweiten Tag mit Dehnübungen.

Jeden zweiten Tag dehnen

Muskelkraft

Um die gefürchteten kleinen Muskelverletzungen (Mikrotraumata) bei Fibromyalgie-Patienten zu vermeiden, müssen einige einfache Dinge beachtet werden.

Richtig dehnen

- Muskeln und Sehnen sehr langsam und behutsam dehnen, schmerzhafte Punkte müssen vermieden werden. Sie sollten am Ende ein leichtes, nicht schmerzhaftes Streckgefühl verspüren. An diesem Endpunkt verweilen Sie 3 Sekunden.
- Nachwippen vermeiden.
- Eher weniger ausgedehnt dehnen, dafür aber öfter. Als Minimum zwei Dehnungssitzungen pro Woche anstreben, im Idealfall täglich oder mehrmals täglich. Dauer jeder Sitzung 15 bis 60 Minuten, aber auch hier gilt: Weniger und häufiger ist meist besser.
- Starten Sie mit der Hälfte der Zeit und Intensität, die Sie vertragen zu können glauben.

Die Kraft richtig trainieren

- Es hat sich bewährt, Übungen für die Beine und Arme an getrennten Tagen durchzuführen und nach einem Übungstag jeweils einen Tag Pause einzulegen. Bei 4 Übungstagen (2-mal Arme und 2-mal Beine) ergeben sich dann 3 Tage Pause. An diesen Tagen kann die Ausdauer trainiert werden.
- Auch ein nur zweimaliges Training in der Woche hat sich als erfolgreich herausgestellt. Dann sollte aber mit zunehmender Gewichtsbelastung in den Trainingseinheiten gearbeitet werden. Immer jedoch in den individuellen Kraftgrenzen arbeiten!
- Durch das Krafttraining gewonnene koordinative Fähigkeiten, Muskelkraftzuwächse und Muskelfaserverdickungen sind mit den Ergebnissen von Normalpersonen vergleichbar.

- Legen Sie zwischen den einzelnen Übungen Pausen ein, da bei der Fibromyalgie die Muskelerholungsphase verlängert ist. Diese Pause kann je nach Übung 15 bis 30 Sekunden betragen.
- Verringern Sie die Muskelbremsarbeit. Wird ein Gegenstand mit dem Arm angehoben, zieht sich der Muskel zusammen und verkürzt sich. Streckt man den Arm wieder aus, verlängert sich der Muskel, muss aber gleichzeitig die Bewegung bremsen und kontrollieren (so genannte Bremsarbeit oder exzentrische Arbeit). Deshalb werden die Arme und Beine relativ nahe am Körper gehalten und Übungen mit Gewichten über dem Kopf eher vermieden. Muskelbremsarbeiten, wie das Ausstrecken der Arme vom Körper weg, werden kürzer und schneller ausgeführt als das Heranführen an den Körper, um die Bremsarbeit zu verringern. Beim Bergabgehen und Hinabsteigen einer Treppe sollten Sie möglichst kleine Schritte machen.
- Als wichtiger Nebeneffekt des Krafttrainings steigen die Werte des Wachstumshormons (GH) an, was sowohl bei Normalpersonen als auch Fibromyalgie-Patienten festgestellt wurde.

Die Dehnübungen

Dehnen kräftigt die Muskeln

Regelmäßig ausgeführte Dehnübungen können bei Fibromyalgie-Patienten sogar einen muskelkräftigenden Effekt haben. Darüber hinaus sollen sie Muskelverspannungen und Muskelverkürzungen vorbeugen, indem sie die Rezeptoren (Meldeorgane) in Geweben wie Muskeln, Sehnen und Bändern sowie im Bindegewebe reizen und funktionsfähig erhalten.

Dehnung der vorderen Muskelkette und ihrer bindegewebigen Hüllen

1. Vor einen Türrahmen stellen, die Beine stehen hüftbreit auseinander. Mit den ebenfalls hüftbreit geöffneten Armen am Türrahmen oder an der Wand darüber festhalten.
2. Dann den Körper überstrecken, bis Sie im Bereich der Brustvorderwand und der Schulter-Arm-Muskulatur eine Dehnung verspüren. Die Dehnung 10 Sekunden halten.

So dehnen Sie die Muskeln in Brust und Schultern.

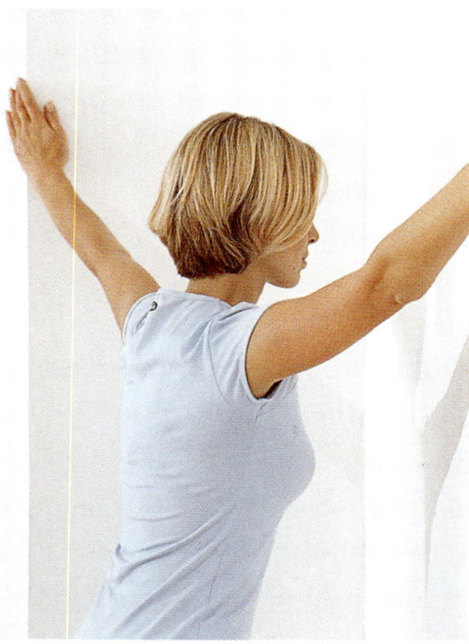

3. Verbreitern Sie den Abstand zwischen den Armen leicht, dann gelangt das Dehnungsgefühl tiefer bis in den Bauchbereich.
Statt an einem Türrahmen können Sie diese Übung auch in einer Ecke durchführen.

Wiederholungen: 3
Pause zwischen den einzelnen Dehnungen: 30 Sekunden

Dehnung der rückwärtigen Muskelkette und ihrer bindegewebigen Hüllen

Für diese Übung brauchen Sie einen Hocker oder Stuhl sowie zwei Kissen. Ein Kissen liegt auf dem Hocker, eines vor dem Hocker auf dem Boden.

1. Knien Sie sich vor dem Hocker auf das Kissen. Dann bäuchlings über den Hocker legen und den Oberkörper und die Arme locker auf der anderen Seite herunterhängen lassen. Sie werden ein angenehmes Dehnungsgefühl im Rücken verspüren. Die Dehnung 5 Sekunden halten.
2. Nun auf dem Hocker immer weiter nach vorn rutschen, dadurch dehnen Sie auch den unteren Teil des Rückens.

Wiederholungen: 3
Pause zwischen den einzelnen Dehnungen: 30 Sekunden

Dehnung der rückwärtigen Muskelkette.

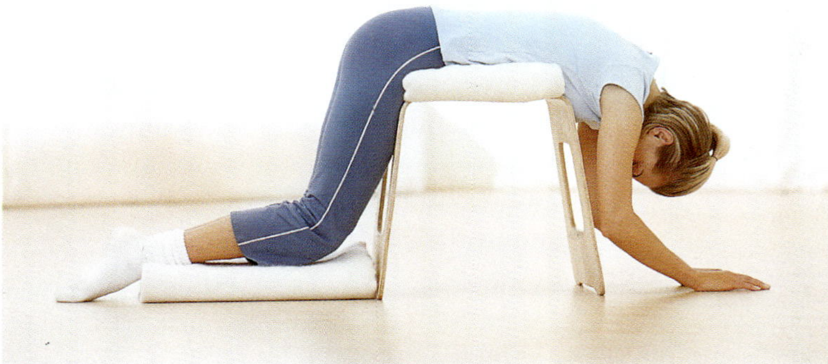

Dehnung des Hüftbeugers

Der Hüftbeuger besteht aus dem großen Lendenmuskel (setzt an der Lendenwirbelsäule an) und dem Darmbeinmuskel, der aus der Beckenschaufel kommt. Sie laufen in einer gemeinsamen Sehne zum Oberschenkelhals. Sie benötigen zwei Stühle.

1. Stützen Sie sich an der Stuhllehne ab. Sie stehen auf dem linken Bein, das im Kniegelenk wenig gebeugt ist. Das leicht gestreckte rechte Bein mit dem Fußrücken auf den zweiten Stuhl hinter Ihnen legen. Den Stuhl am besten mit einem Kissen polstern.
2. Den Abstand zwischen den Stühlen so wählen, dass Sie im Hüftbereich bereits ein leichtes Dehnungsgefühl verspüren. Um den Hüftbeugemuskel zu dehnen, das Becken aktiv aufrichten (das Schambein nach vorn oben, das Steißbein nach unten hinten kippen) und den unteren Teil des Bauches durch Anspannen der Bauchmuskulatur anheben. Die Dehnung 15 Sekunden halten.
3. Dann die Seite wechseln.

Den Hüftbeugemuskel dehnen.

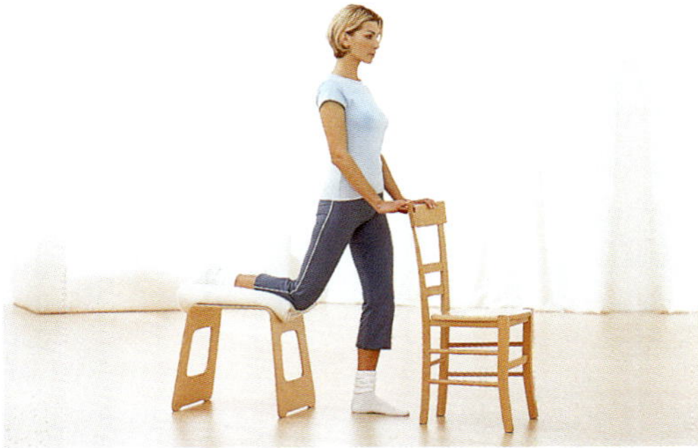

Wiederholungen: 3
Pause zwischen den einzelnen Dehnungen: 30 Sekunden

Kniestreckerdehnung

Auf die exakte Ausführung achten

Bei dieser Übung wird der gerade vordere Oberschenkelmuskel gedehnt. Ein Anteil dieses Muskels verläuft über das Hüftgelenk und hat seinen Ursprung am Becken, deshalb ist die Beckenstellung für die Übung entscheidend.
Für diese Übung benötigen Sie einen Stuhl.

1. Sie stehen auf dem linken Bein, das im Kniegelenk leicht gebeugt ist. Mit dem linken Arm an der Stuhllehne vor sich abstützen.
2. Mit der rechten Hand den rechten Unterschenkel direkt oberhalb des Sprunggelenks ergreifen und die Ferse so weit wie möglich an das Gesäß und den rechten Oberschenkel nach hinten ziehen. Dabei darauf achten, dass der Oberschenkel nicht seitlich ausweicht. Die Dehnung im Hüftgelenk 15 Sekunden halten.
3. Dann die Seite wechseln.

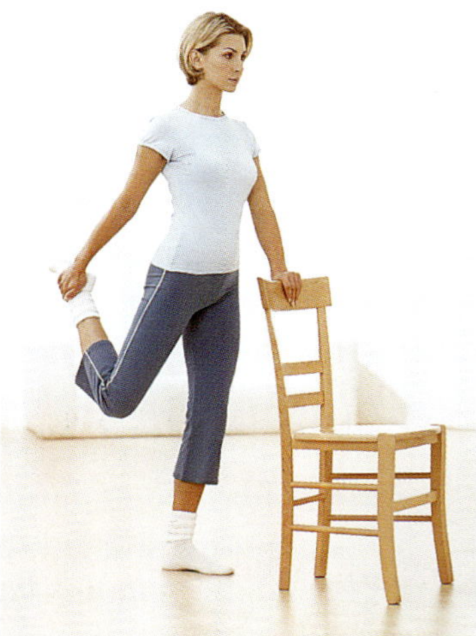

So dehnen Sie den vorderen Oberschenkelmuskel.

Bei der Kniestreckerübung beachten

- Das Becken darf nicht nach vorn kippen. Es muss vielmehr durch Anheben des unteren Teils der Bauchmuskulatur zum Bauchnabel hin aufgerichtet werden, um den Muskel, der über das Hüftgelenk verläuft, zu dehnen.
- Das Becken nicht nach links oder rechts drehen.
- Die Lendenwirbelsäule bleibt gerade, sie darf nicht seitlich ausweichen.

Wiederholungen: 3
Pause zwischen den einzelnen Dehnungen: 30 Sekunden

Wadendehnung

Bei dieser Übung wird der Zwillingswadenmuskel gedehnt. Er besteht aus dem Schollenmuskel und dem hinteren Schienbeinmuskel.

Für diese Übung benötigen Sie einen Stuhl.

1. Direkt hinter den Stuhl stellen, mit beiden Armen auf der Lehne abstützen. Beide Füße stehen parallel.
2. Das rechte Bein belasten. Es ist im Knie- und Hüftgelenk leicht gebeugt.
3. Das linke Bein so weit nach hinten führen, bis die Ferse gerade abhebt.
4. Die Ferse zum Boden drücken, dadurch entsteht eine Dehnung. Die Dehnung 15 Sekunden halten.
5. Dann die Seite wechseln.

So dehnen Sie Ihre Wadenmuskeln.

Wiederholungen: 3
Pause zwischen den einzelnen Dehnungen: 30 Sekunden

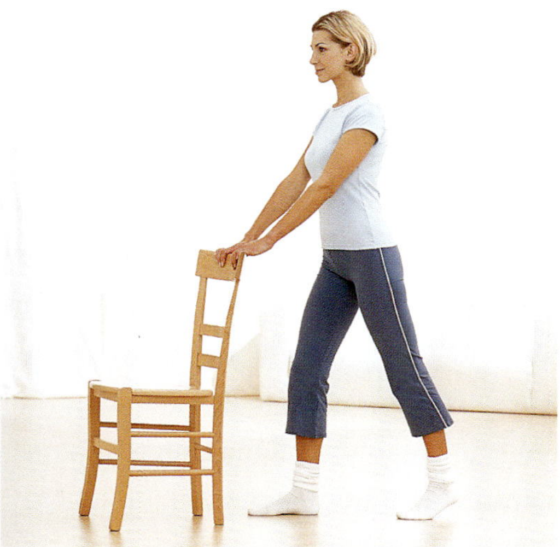

Die isometrischen Kräftigungsübungen

Die folgenden Kräftigungsübungen sind eine Abwandlung der Stemmführungen nach Brunkow. Dabei werden bestimmte Muskelgruppen isometrisch angespannt, das heißt, der Muskel wird bei den Übungen vom Patienten – ohne mit Gewichten zu arbeiten – aus einer bestimmten Stellung heraus maximal angespannt. In der Anspannungsphase wird die Länge des Muskels nicht verändert, er wird weder weiter verlängert noch verkürzt. Auf diese Weise kann die schmerzauslösende Muskelbremsarbeit vermieden werden. An den Gelenken werden Druckrezeptoren aktiviert und damit eine Schmerzhemmung erreicht, da der Druckreiz schneller geleitet wird als der Schmerzreiz. Die isometrischen Kräftigungsübungen bauen Muskulatur effektiv auf und können akute Schmerzzustände mittels Schmerzhemmung positiv beeinflussen.

Maximal anspannen, ohne mit Gewichten zu arbeiten

Die Armübung

Für diese Übung brauchen Sie einen Stuhl.

1. Auf den Stuhl setzen, den Oberkörper dabei aufrecht und gestreckt halten, als ob Ihre Wir-

Die Muskeln in Hand und Arm anspannen.

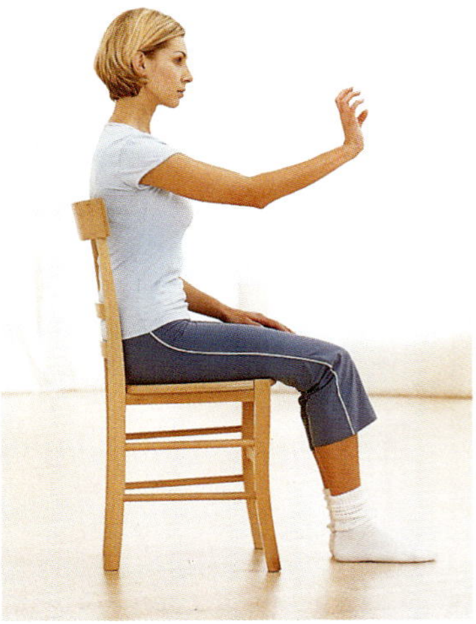

belsäule über ein Seil an der Decke leicht gespannt wird. Achtung: Auf keinen Fall in ein Hohlkreuz fallen. Den Kopf in Verlängerung der Wirbelsäule halten und geradeaus schauen, das Kinn leicht senken, als ob Sie einen Apfel zwischen Kinn und Brustbein einklemmen.
2. Je nach Schmerzhaftigkeit hängt der Arm entspannt herunter oder, bei Schmerzfreiheit, wird horizontal nach vorn – in den Ellenbogen leicht gebeugt (ca. 20°) – gehalten. Den Handrücken in Richtung Unterarmaußenseite so weit wie möglich strecken, die Finger sind ganz leicht gebeugt.
3. Nun Ihre Hand- und Armmuskeln des rechten Arms anspannen und steigern bis hin zur maximalen Kontraktion, ohne die Grundstellung des Arms zu verändern. Die Muskelanspannung bewusst bis zur Schulter führen. Halten Sie die Kontraktion für ungefähr 7 Sekunden.
4. Dann die Seite wechseln.

Wiederholungen: 3
Entspannungspause zwischen den einzelnen Wiederholungen: 30 Sekunden

Variation

Wenn Sie diese Übung sicher beherrschen, führen Sie sie mit beiden Armen gleichzeitig durch. Achten Sie hierbei besonders auf die Stabilität des Oberkörpers.

Beinübung

Für diese Übung brauchen Sie einen Stuhl.

1. Auf den Stuhl setzen, den Oberkörper dabei aufrecht und gestreckt halten, als ob Ihre Wirbelsäule über ein Seil an der Decke leicht gespannt wird. Achtung: Auf keinen Fall in ein Hohlkreuz fallen. Den Kopf in Verlängerung der Wirbelsäule halten und geradeaus schauen, das Kinn leicht senken, als ob Sie einen Apfel zwischen Kinn und Brustbein einklemmen.
2. Das linke Bein steht rechtwinkelig gebeugt fest auf dem Boden und stützt Ihren Oberkör-

per ab. Das rechte Bein im Kniegelenk leicht gebeugt (ca. 20°) etwa 10–20 cm anheben. Den Fußrücken in Richtung Schienbein so weit wie möglich anziehen, ebenso die Zehen in Richtung Fußrücken anziehen.
3. Nun die Fuß- und Beinmuskeln des rechten Beins anspannen und steigern bis hin zur maximalen Kontraktion, ohne die Grundstellung des Beins zu verändern. Die Muskelanspannung bewusst bis zu den Gesäßmuskeln führen. Die Kontraktion für ungefähr 7 Sekunden halten.
4. Dann die Seite wechseln.

Wiederholungen: 3
Entspannungspause zwischen den einzelnen Wiederholungen: 30 Sekunden

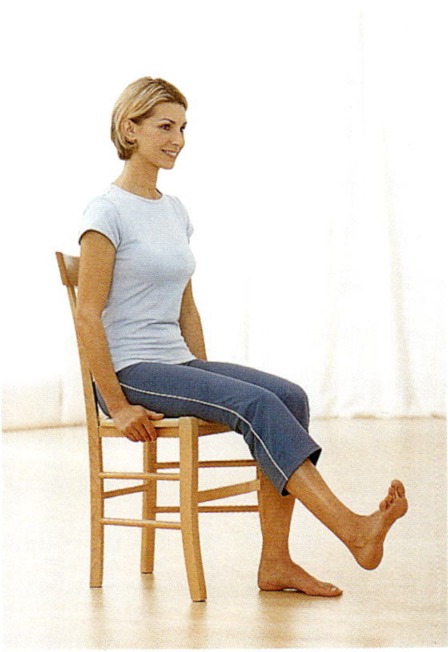
Die Muskeln im Bein bis zum Gesäß anspannen.

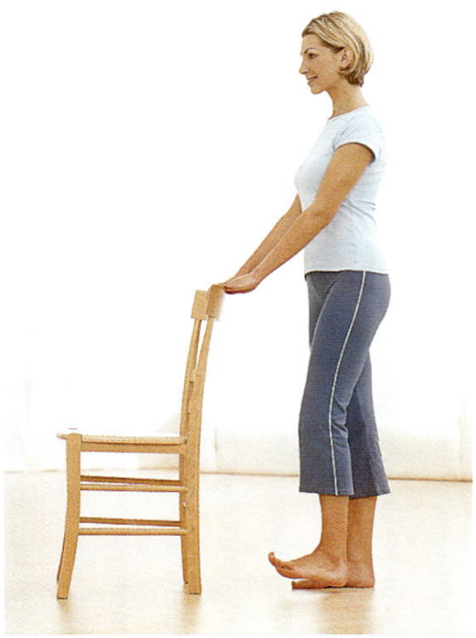
Variation der Beinübung im Stehen.

Variationen

- Wenn Sie schmerzbedingt nicht in der Lage sind, das Bein zu heben, führen Sie die Übung im Stehen mit hängendem Bein aus. Sie können sich dabei mit einer Hand an einem Tisch oder an einem Stuhl abstützen.
- Noch leichter ist die Übung im Liegen durchzuführen. Das Gewicht des Beins wird unterstützt.

Anspannungsübung in Rückenlage

Diese Übung spannt Ihren gesamten Körper wohltuend an.

1. Auf einer weichen Matte auf den Rücken legen. Beide Arme im Ellenbogengelenk leicht gebeugt im 90°-Winkel anheben.

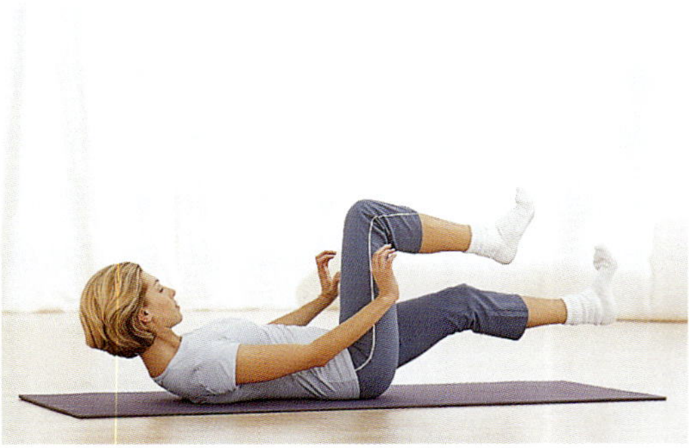

Variation: Anspannungsübung in Rückenlage.

Die Handrücken in Richtung Unterarmaußenseite strecken. Die Finger leicht gebeugt halten.
2. Dann beide Beine leicht vom Boden abheben, die Kniegelenke sind etwas gebeugt. Fußrücken und Zehen in Richtung Schienbeine anziehen. Achtung: Die Lendenwirbelsäule bleibt während der Übung am Boden, um nicht in ein Hohlkreuz zu fallen. Den Kopf während der Übung leicht anheben, aber in Verlängerung der Wirbelsäule halten, als ob Sie einen Apfel zwischen Kinn und Brustbein einklemmen.
3. Spannen Sie nun Ihre Arm- und Beinmuskeln bis hin zu einer maximalen Kontraktion an, ohne die Grundstellung der Arme und Beine zu verändern. Sie führen wieder eine maximale isometrische Muskelanspannung aus, die einmal eingestellte Muskellänge bleibt bestehen, einzig die Spannung im Muskel wird erhöht. Achten Sie bewusst darauf, dass die Spannung bis in die Schultern und das Gesäß reicht. Halten Sie die Kontraktion für ungefähr 7 Sekunden.

Wiederholungen: 3
Entspannungspause zwischen den einzelnen Wiederholungen: 30 Sekunden

Variation

Sollte es Ihnen nicht möglich sein, beide Beine vom Boden anzuheben, üben Sie abwechselnd nur mit einem Bein.

Anspannungsübung im Stehen

Diese Übung besteht aus den gleichen Elementen wie die vorhergehenden Übungen, sie ist aber aufgrund der notwendigen Körperstabilisation im Stehen ungleich schwerer.

1. Stellen Sie sich sicher und stabil hin, die Beine ungefähr schulterbreit geöffnet und in den Kniegelenken leicht gebeugt (ca. 20°). Das Gewicht ruht auf dem ganzen Fuß mit besonderem Schwerpunkt auf den beiden inneren Großzehenballen. Dadurch verhindern Sie eine übermäßige Belastung der Fußaußenkante, zudem krallen Sie die Zehen nicht in den Boden.

Bei der Anspannungsübung im Stehen den Körper stabil halten.

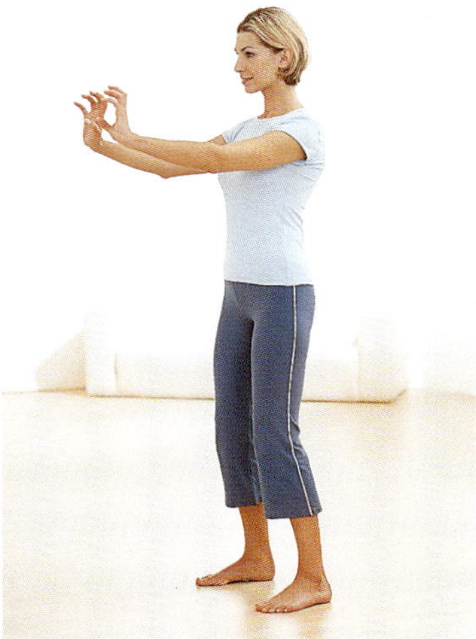

2. Die leicht gebeugten Knie nach außen drücken, ohne die Fußstellung zu verändern. Das Becken nach hinten kippen, indem Sie Ihr Steißbein zur Körpervorderseite schieben und die hinteren Beckenkämme nach hinten unten bewegen. Durch diese Stellung ist es Ihnen nicht möglich, in ein Hohlkreuz auszuweichen.
3. Die Arme horizontal nach vorn vor den Körper strecken, in den Ellenbogen um ca. 20° gebeugt. Die Handrücken in Richtung Unterarmaußenseite strecken, die Fingergelenke leicht gebeugt auch so weit wie möglich strecken. Den Kopf während der Übung leicht anheben, aber in Verlängerung der Wirbelsäule halten, als ob Sie einen Apfel zwischen Kinn und Brustbein einklemmen.
4. Nun die Muskeln in Beinen und Armen anspannen und allmählich steigern, bis Sie eine maximale Kontraktion erreicht haben; die Muskelanspannung ergreift dann den ganzen Körper. Die Kontraktion für ungefähr 7 Sekunden halten.

Wiederholungen: 3
Entspannungspause zwischen den einzelnen Wiederholungen: 30 Sekunden

Die dynamischen Kräftigungsübungen

Führen Sie diese Übungen nicht bei akuten Schmerzzuständen aus. Sie sollten sich dann ganz auf die isometrischen Übungen konzentrieren. In schmerzfreien oder schmerzarmen Phasen sollten Sie die dynamischen Kräftigungsübungen regelmäßig anwenden.

Dynamische Kräftigungsübungen – nichts bei Schmerz

Hüftbeugeübung

1. Auf einen Stuhl setzen, die Arme sind vor der Brust gekreuzt. Halten Sie die Schultern während der Übung bewusst unten, um die Nackenmuskulatur durch Hochziehen der Schultern nicht anzuspannen. Die Beine stehen etwa hüftbreit geöffnet, im Kniegelenk im rechten Winkel gebeugt und mit beiden Fußsohlen fest auf dem Boden.

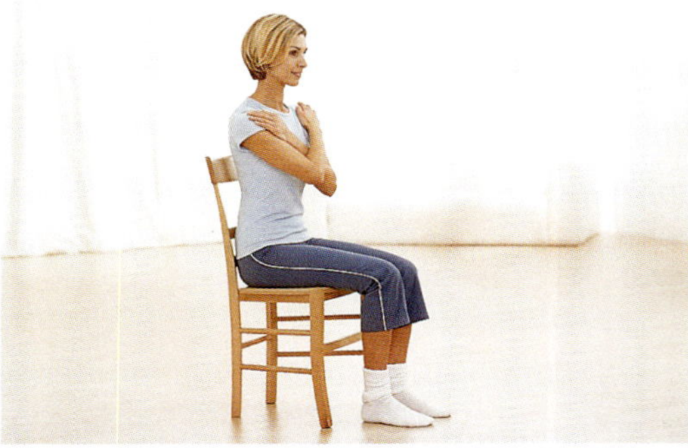

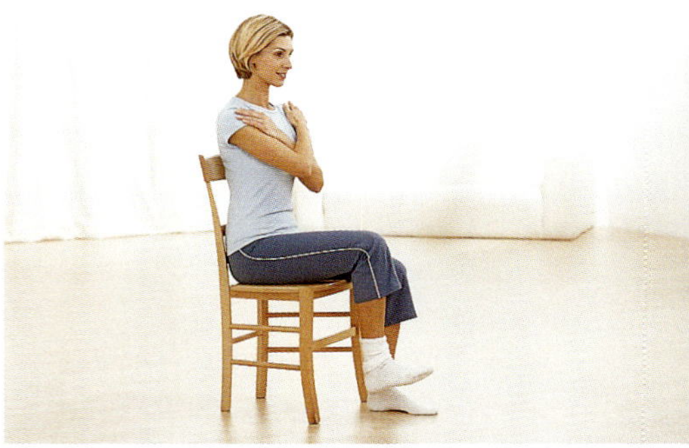

Ausgangsstellung zur Hüftbeugeübung.

2. Nun abwechselnd das rechte und linke Bein ca. 10 bis 20 cm vom Boden abheben. Während der gesamten Übung den Oberkörper aufrecht halten. Darauf achten, dass Sie nicht hin- und herschwanken und nicht ins Hohlkreuz fallen.
3. Heben Sie jedes Bein nun 10-mal an.

Wiederholungen: 3
Pause zwischen den einzelnen Wiederholungen: 15 Sekunden

Beim Anheben der Beine kein Hohlkreuz machen.

Wirbelsäulenrotationsübung

Bei dieser Übung kommt es darauf an, dass nur die Brustwirbelsäule gedreht wird.
Sie benötigen einen Stuhl.

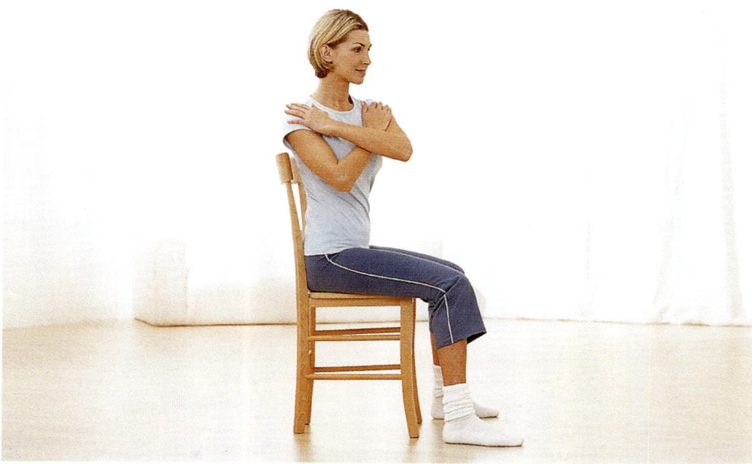

Nur die Brustwirbelsäule drehen.

1. Auf einen Stuhl setzen, die Arme sind vor der Brust gekreuzt. Die Beine stehen etwa in einem Winkel von 90°, dadurch stabilisieren Sie die Lendenwirbelsäule, die nicht gedreht (= rotiert) wird. Die Schultern entspannt hängen lassen.
2. Nun die Brustwirbelsäule rotieren, indem Sie im Wechsel erst die linke Schulter, dann die rechte nach vorn führen. Den Kopf dabei nicht mitrotieren. Am besten fixieren Sie einen festen Gegenstand.
3. Rotieren Sie insgesamt 10-mal nach links und 10-mal nach rechts.

Wiederholungen: 3
Pause zwischen den einzelnen Wiederholungen: 15 Sekunden

Wirbelsäulenstreckübung

Sie benötigen einen Stuhl.

1. Auf den Stuhl setzen, die Arme sind vor der Brust gekreuzt. Ihre Beine stehen hüftbreit mit den Füßen fest auf dem Boden. Den Oberkörper leicht (um ca. 20°) nach vorn beugen.
2. Dann die Wirbelsäule nach oben und hinten strecken. Die Streckung nach hinten darf nur maximal 20° betragen, um ein Hohlkreuz zu vermeiden. Die Schultern hängen entspannt. Den Kopf in Verlängerung der Wirbelsäule halten, als ob Sie einen Apfel zwischen Kinn und Brustbein einklemmen. Lediglich bei der Streckbewegung nach hinten können Sie auch den Kopf in eine leichte Streckung führen.
3. Die Wirbelsäule 10-mal nach hinten strecken.

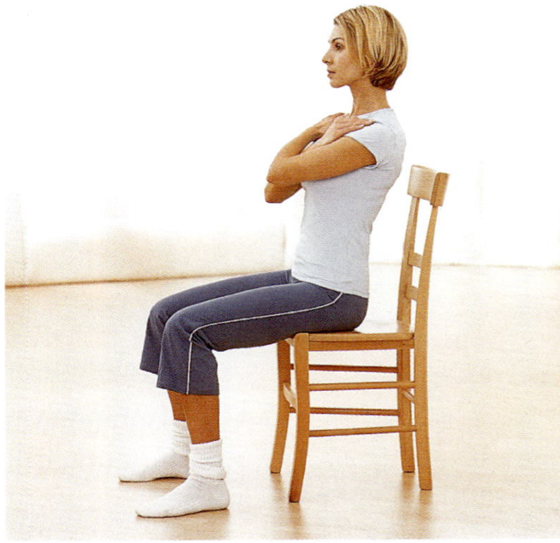

So strecken Sie Ihre Wirbelsäule.

Wiederholungen: 3
Pause zwischen den einzelnen Wiederholungen: 15 Sekunden

Bauchmuskelübung

Sie benötigen einen Stuhl.

1. Mit dem Rücken auf eine Matte legen. Die Beine liegen auf einem Stuhl, die Arme sind vor der Brust gekreuzt.

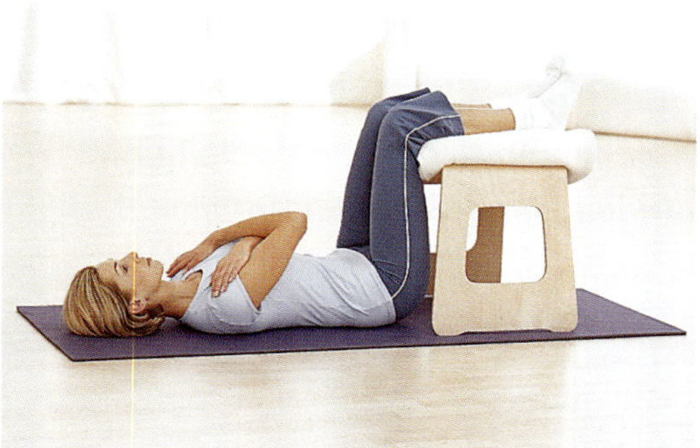

Ausgangsstellung zur Bauchmuskelübung.

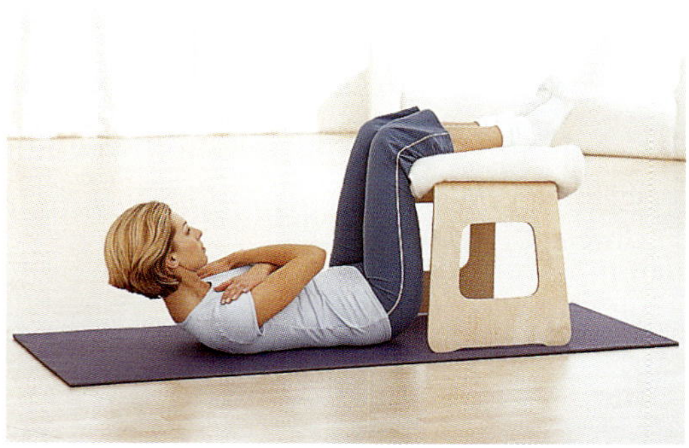

Dann die Bauchmuskeln strecken.

2. Den Oberkörper langsam anheben, indem Sie zuerst den Kopf in Richtung Brustbein führen, bis Sie einen Apfel dort festklemmen könnten. Dann den Oberkörper Wirbel für Wirbel nachziehen, bis die Schulterblätter abgehoben sind. Dann langsam wieder sinken lassen. Während der gesamten Zeit bleibt die Lendenwirbelsäule am Boden, ohne ein Hohlkreuz zu bilden.
3. Die Übung je nach Möglichkeit 5- bis 10-mal durchführen.

Wiederholungen: 3
Pause zwischen den einzelnen Wiederholungen: 15 Sekunden

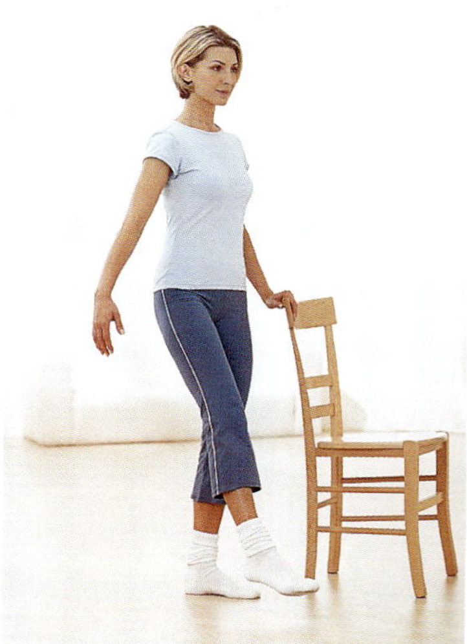

Je sicherer Sie werden, desto weiter pendeln Sie.

Die Beinpendelübung

1. Aufrecht hinstellen, die Beine schulterbreit auseinander. Heben Sie ein Bein locker vom Boden ab, das andere beugen Sie zur besseren Stabilisierung leicht im Kniegelenk. Die Arme hängen locker herab, Sie können damit Ihr Gleichgewicht stabilisieren.
2. Pendeln Sie mit dem Bein in Verlängerung der Körperlängsachse nach vorn und hinten, so weit, wie es Ihnen möglich ist. Mit zunehmender Sicherheit die Bewegungen immer weiter werden lassen. Um nicht umzufallen, an einer Stuhllehne festhalten.

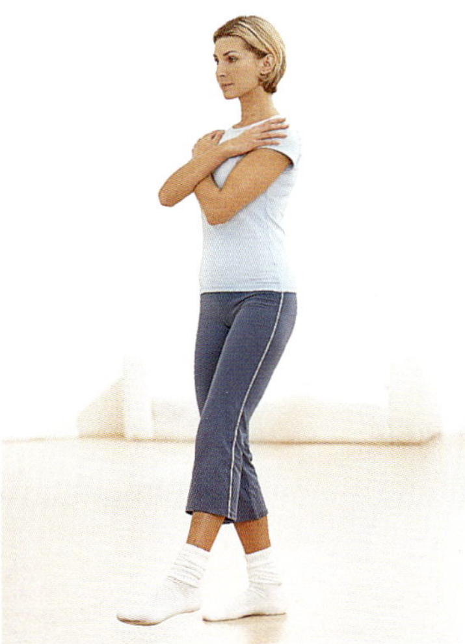

Durch Kreuzen der Arme die Pendelübung erschweren.

3. Führen Sie 10 Beinbewegungen nach vorn und nach hinten aus. Dann wechseln Sie die Seite.

Wiederholungen: 3
Pause zwischen den einzelnen Wiederholungen: 5 Sekunden

Variationen

- Wenn Sie diese Übung sicher beherrschen, erschweren Sie sie, indem Sie Ihre Arme vor der Brust kreuzen. Sie können dann nicht über die Arme das Gleichgewicht steuern, sondern müssen Ihren Körper exakt kontrollieren.
- Als weitere Variation führen Sie das Beinpendeln quer zur Körperlängsachse vor dem Körper durch. Pendeln Sie mit Ihrem Bein 10-mal nach links und 10-mal nach rechts, dann die Seite wechseln. Wiederholen Sie auch diese Übung dreimal.

Die Beckenaufrichtung

1. Auf den Rücken legen, die Arme liegen flach neben dem Körper, die Handflächen ruhen auf dem Boden. Dann die Beine aufstellen, sodass Ihre Kniegelenke stark gebeugt sind.
2. Nun das Becken vom Boden abheben und sich auf den Füßen, Armen und Schultern abstützen.
3. Diese Stellung für ca. 3 Sekunden halten, dann wieder in die Ruheposition zurückkehren.

Wiederholungen: 5 bis 10
Pause zwischen den einzelnen Wiederholungen: 5 Sekunden

Variation

Wenn Ihnen diese Übung keine Probleme bereitet, lassen Sie die Pausen zwischen den einzelnen Wiederholungen weg.

So richten Sie Ihr Becken auf.

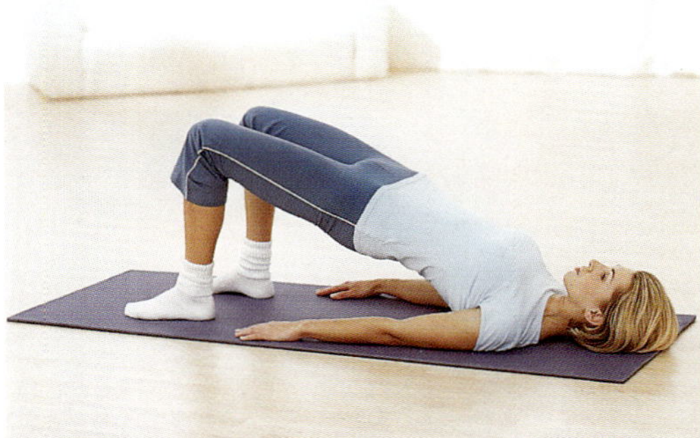

Heileurythmie

Die Heileurythmie ist eine hervorragende Bewegungsform für Fibromyalgie-Patienten. Leider ist sie noch viel zu wenig verbreitet. Sie vereinigt verschiedene grundlegende Übungsformen, die ausnahmslos jedem Patienten zugute kommen. Im Vergleich zu normalen Gymnastik-Übungen (die nichtsdestotrotz auch ausgeführt werden müssen) spricht die Heileurythmie unmittelbar das seelische Erleben der Krankheit und des Schmerzes an. Die Übungen bieten also nicht nur einen körperlichen Trainingseffekt, sondern öffnen die Persönlichkeit und sprechen gleichzeitig auch emotionale und seelische Ebenen eines Patienten an. Somit sind sie ganz besonders wertvoll. Diese Übungen sollten deshalb ganz regelmäßig ausgeführt werden. Zudem können Sie sie ebenfalls in akuten schmerzhaften Phasen anwenden. Die Bewegungsmuster der Heileurythmie haben den großen Vorteil, dass sie an die Leistungsfähigkeit des einzelnen Patienten ideal angepasst werden können.

Sanfte Bewegungstherapie gegen Schmerzen

Die chronische Schmerzsymptomatik führt bei Fibromyalgie-Patienten in vielen Fällen zu einer schmerzhaften Überempfindlichkeit selbst gegenüber kleineren Reizen. Daher sind eher sanfte Therapieverfahren wie die Heil-

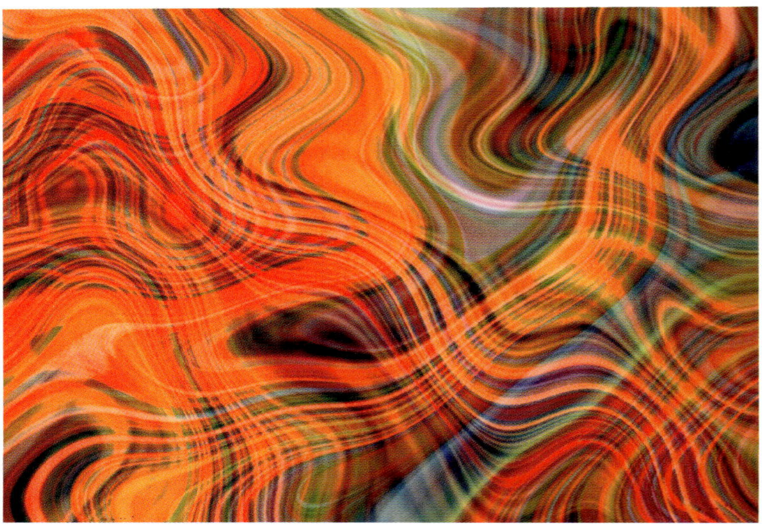

Heileurythmie – fließende Bewegungsmuster.

eurythmie von großem Vorteil, bei denen der Patient die Steuerung und die Kontrolle über die angewendete Kraft selbst übernimmt. Wichtig ist, eine normale Körperbeziehung wiederherzustellen. Das heißt, auf einen Reiz muss eine angemessene Körperreaktion folgen. Bei Fibromyalgie-Patienten verstärken selbst geringe körperliche Belastungen die Symptomatik. Um die alte Leistungsfähigkeit wiederzugewinnen, darf der Körper nicht überanstrengt werden, sondern der Patient muss den eigenständigen Umgang mit den vorhandenen Kräften erlernen und die Grenzen der eigenen Belastbarkeit kennen lernen.

Die eigene Belastbarkeit kennen lernen

Durch die heileurythmischen Bewegungen wird ein emotionales und seelisch-geistiges Verhältnis zur Körperlichkeit angestrebt. In der Konzeption eines bewegungstherapeutischen Verfahrens müssen die drei Komponenten Körper, Geist und Seele berücksichtigt werden. Wie ein Musiker, der sein Instrument durch Übung immer besser beherrschen lernt, so lernt der Mensch das ihm anvertraute Instrument, seinen Körper, mit seinen seelisch-geistigen Fähigkeiten entsprechend zu handhaben. Leistungsrückgang, Müdigkeit, Schlafstörungen und Schmerzen, einige der Symptome von Fibromyalgie-Patienten, deuten auf ein »nicht gut gestimmtes Instrument« hin. Der Patient ermüdet und erschöpft sich zunehmend in Versuchen, seinem Körper Leistungen abzuverlangen.

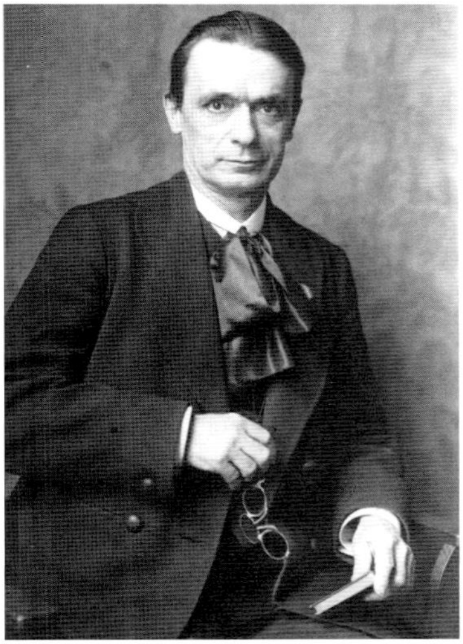

Rudolf Steiner entwickelte die Eurythmie.

Heileurythmie – Bewegungsformen der Sprache

Zu Beginn des letzten Jahrhunderts (1912) wurde die Eurythmie als Bewegungskunst von Rudolf Steiner (1861–1925), dem Begründer der Anthroposophie (siehe Seite 70), entwickelt. Ausdrucksmöglichkeiten der Musik und der Sprache wurden dabei umgesetzt in Bewegungen des menschlichen Körpers. In Zusammenarbeit mit Ärzten wurde 1921 die künstlerische Eurythmie

Heileurythmie als Bewegungstherapie

weiterentwickelt zur Heileurythmie, die seitdem in der Anthroposophischen Medizin als Bewegungstherapie eingesetzt wird. Die heileurythmische Therapie zielt auf die Stärkung und Wiederherstellung lebensaktivierender Kräfte wie Vitalität, Regeneration oder Rhythmisierung im Körper. Geistige und körperliche Kraft, Stärke, Ausdauer, Durchhaltevermögen, Motivation, Selbstachtung oder Selbstbewusstsein werden direkt angesprochen, trainiert und gestärkt, desgleichen seelische Empfindungen wie Freude, Selbstwertgefühl und Vertrauen. Letztere wirken gesundheitsfördernd. Dadurch akzeptiert der Patient seine Erkrankung, er geht mit sich und anderen selbstbewusster um.

Die Grundlage der heileurythmischen Bewegungsübungen bilden die Elemente und Qualitäten der Sprache. Sie ist nicht nur ein Kommunikationsmittel, sondern auch ein Mittel der Kunst. Die Sprache beeinflusst und prägt den Menschen. Individuelle Charaktereigenschaften kommen in der Sprache zum Ausdruck. Sprechen heißt sich offenbaren. Nicht umsonst erlangen große Politiker über ihre Sprache und ihre Gebärden Einfluss auf die Menschen und trainieren diese Gaben deshalb sorgfältig. Einzelne Buchstaben haben eine spezielle Bedeutung, ihnen ist jeweils eine bestimmte Bewegung zugeordnet, womit das Innere des Menschen gezielt angesprochen werden kann.

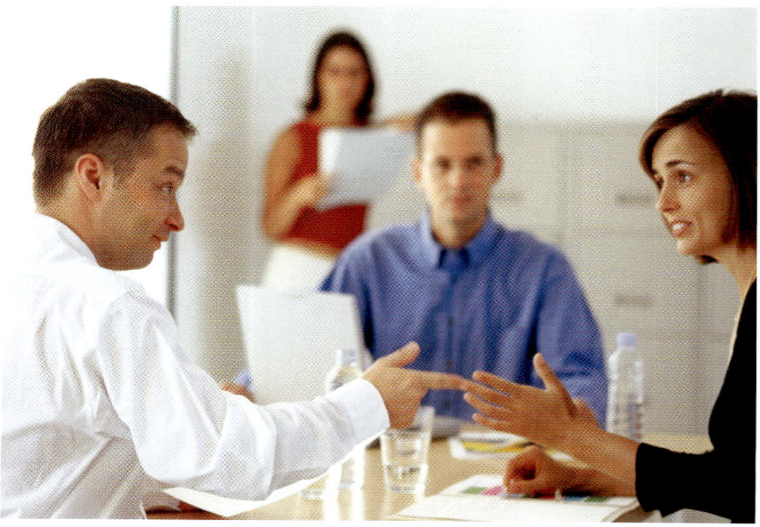

Beim Sprechen offenbaren wir uns unserem Gegenüber.

Bitte beachten

Dies gilt für alle heileurythmischen Übungen:

- Dauer der Übungen: bis zu einer Minute
- Wiederholungen: 3- bis 5-mal; können je nach subjektivem Wohlbefinden auch gesteigert werden
- Ausführung: Auf langsame und fließende Bewegungen achten

Vokale – Ausdruck seelischer Bewegungen

Ein selbstgesteuerter, souveräner Umgang mit dem seelischen und emotionalen Erleben gehört zu den wesentlichen Faktoren der Gesundheit. Das Seelenleben und die Emotionslage des Menschen sind an der Gebärdensprache, Bewegungsgestik und Körperhaltung ablesbar. Die Bewegungen eines Menschen offenbaren als Körpersprache Charaktereigenschaften der Persönlichkeit.
Die Heileurythmie nutzt die Fähigkeit des Menschen, seine seelische Verfassung durch Körpersprache zum Ausdruck zu bringen. Mit Hilfe von Vokalübungen (A, E, I, O, U) wird die Körpersprache bewusst erlebbar und veränderbar. Sie helfen mit, dass der Patient seelisch und körperlich stabilisiert wird, sich eine innere Flexibilität aneignet, dass Schmerzen gelindert und die Beweglichkeit verbessert werden. Wesentliche seelische Qualitäten kommen in den Vokalbewegungen zum Ausdruck: unvoreingenommene Offenheit, Abgrenzungsfähigkeit, freie Entfaltung der Persönlichkeit, Bindungsfähigkeit und das Vermögen, in sich zur Ruhe zu kommen.

Vokalübungen wirken stabilisierend

A-Übung – die Öffnungsübung

Auf der Suche nach gesund machenden Kräften ist die Fähigkeit, sich für etwas Neues zu öffnen, eine unvoreingenommene Haltung gegenüber der Welt und anderen Menschen einzunehmen, ein wesentlicher Faktor.
Das oft jahrelange Aushalten von Schmerzen und die krankheitsbedingten Einschränkungen können einen inneren Rückzug, eine innere Isolation bewirken. Jede »Öffnung« nach außen wird nur mit äußerster Anstrengung möglich. Das Erlebnis, dass sich trotz des Beschwerdenbildes eine Entspannung und ein befreiendes Sich-Öffnen einstellt, bringt Erleichterung. Es ermutigt auch, wieder mit Interesse auf die Welt zuzugehen.
Zudem bedeutet die Öffnung auch ein Erschließen und Aktivieren der körpereigenen Gesundheitspotenziale. Bei Krankheits-

A-Übung: die Arme langsam nach oben führen ...

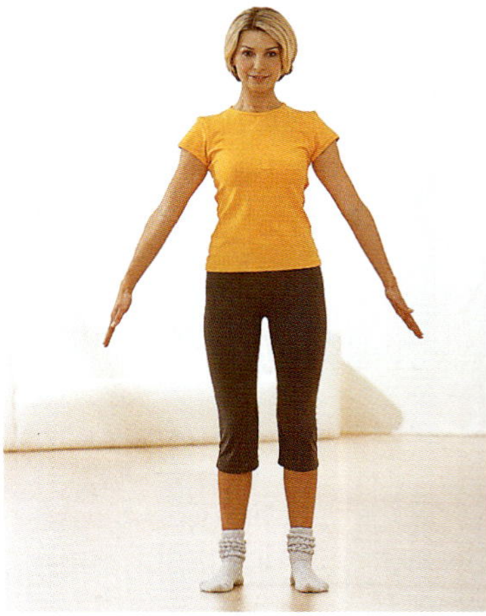

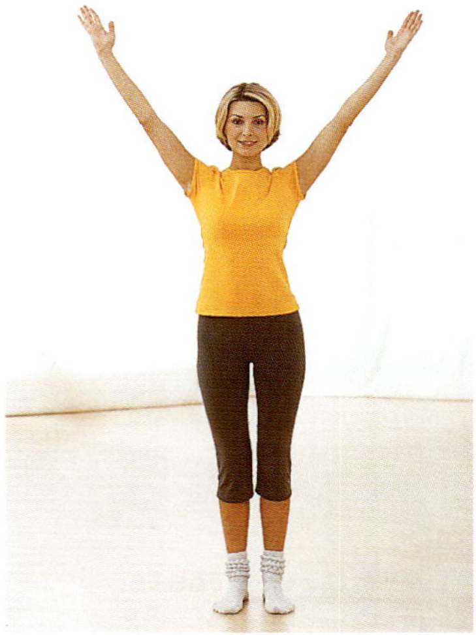

... bis sie ein auf dem Kopf stehendes »A« darstellen.

verläufen ohne wesentliche Besserungstendenz ist die Aneignung einer inneren Flexibilität und Offenheit eine wesentliche Voraussetzung zur Aktivierung der körpereigenen Selbstheilungskräfte. Diese Qualität kommt in der heileurythmischen A-Bewegung zum Ausdruck.

1. Aufrecht hinstellen, die Arme hängen locker seitlich herab.
2. Nun beide Arme gestreckt seitlich nach oben führen. Dabei eine nach oben öffnende Bewegung ausführen, bis beide Arme ein auf dem Kopf stehendes A bilden.
Bei Kraftlosigkeit oder Schmerzen kann der Winkel, den die Arme über dem Kopf bilden, kleiner ausfallen, das heißt 45° oder weniger betragen.

E-Übung – die Abgrenzungsübung

Eine wesentliche Fähigkeit des Menschen liegt in der Abgrenzung. Um seine Eigenständigkeit zu bewahren, wird das Erleben der Persönlichkeit betont. Steht ein Mensch mit verschränkten Armen einem anderen gegenüber, zeigt er unbewusst ein Bedürfnis nach Abgrenzung. Diese Alltagsgeste wird in der Heileurythmie mit der E-Bewegung nachgeahmt und mit einer Armbewegung durchgeführt, die der beschriebenen Geste entspricht. Die Übung führt zu einem bewussten körperlichen Erleben, zu einem Verweilen in sich selbst und zur gesunden Abgrenzung von der Welt. Bei geringem

Selbstwertgefühl und bei Ängstlichkeit bewirkt die E-Übung eine souveräne seelische Ausgewogenheit und Gelassenheit. Das Erleben eines Haltepunkts in der eigenen Mitte stärkt das Selbstvertrauen und vermittelt ein Gefühl von Schutz und Sicherheit.

1. Aufrecht hinstellen, die Arme hängen locker seitlich herab.
2. Nun die Arme in einer langsamen Bewegung vor dem Brustkorb überkreuzen. Die Hände können am Schluss an der Abgrenzungsbewegung teilnehmen, indem Sie sie vom Körper leicht schützend weghalten.

Variation

Sie können zusätzlich auch die Beine kreuzen oder weit ausholende Armbewegungen oder kleine Bewegungen mit einzelnen Fingern ausführen oder die Arme in unterschiedlicher Höhe überkreuzen. Dadurch ist die E-Übung auch bei akuten Schmerz- und Verkrampfungszuständen anwendbar.

I-Übung – die Behauptungsübung

Die menschliche Gestalt ist von ihrer gesamten Anlage und vom Körperbau her für die aufrechte Haltung ausgerichtet. In der Körperhaltung offenbart sich das spezifisch Individuelle des Menschen. Die Gleichgewichtslage zwischen den Richtungen des Raums muss täglich neu erobert werden. Dabei ist es wesentlich, dass der Mensch sich in einem

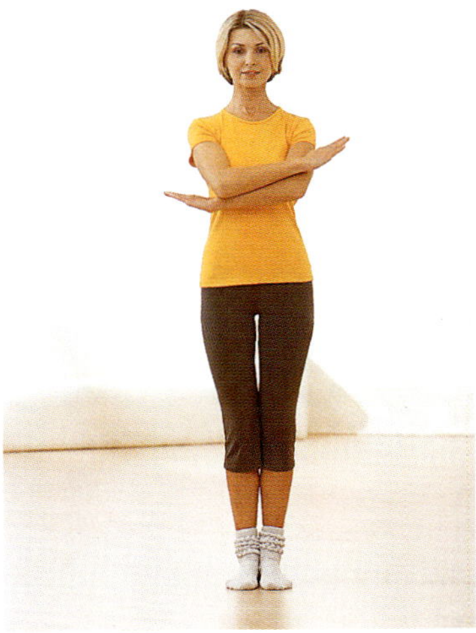

Die gekreuzten Arme symbolisieren die Abgrenzung.

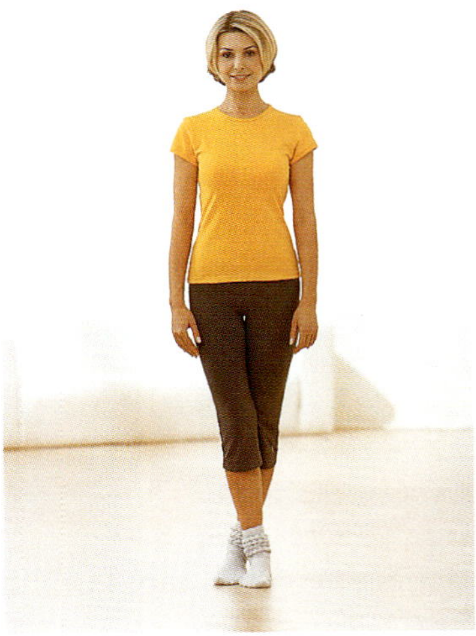

Variation der E-Übung mit über Kreuz stehenden Füßen.

Zentrum erlebt, das die Ausgangsposition für die I-Bewegung ist. Der Ausdruck der heileurythmischen I-Bewegung ist ein selbstbewusstes Sich-Hineinstellen in den Raum, erkennbar sowohl an der aufrechten Gestalt als auch an einer befreienden, sich in den Raum hinein entfaltenden diagonalen Streckbewegung der beiden Arme. Dadurch entsteht ein Bewegungsverhältnis zu allen Richtungen des Raums: oben, unten, rechts, links, vorn, hinten.
Der zentrale Mittelpunkt der I-Bewegung liegt da, wo wir uns bei einer unbewussten Geste anfassen, wenn wir »Ich« sagen: etwa in Höhe des Brustbeins.
Bei der I-Bewegung kommt die Fähigkeit des Menschen zum Ausdruck, sich selbst einen zentralen Mittelpunkt zu schaffen und sich in der Welt zu behaupten. Der Weg, bis überhaupt ein Mittelpunkt gefunden werden kann, ist oft mühsam. Beladen, besetzt, zugemauert, fest oder auch schutzlos offen wird die eigene Mitte erlebt. Ist der Zugang zum eigenen Zentrum wieder möglich, wirkt dies wie eine große Befreiung. Kraftressourcen der eigenen Persönlichkeit werden wieder gespürt. Im Sinne der Selbststeuerung kann gerade die I-Übung bei der Fibromyalgie-Behandlung den Umgang mit der

Die I-Übung hilft, die eigene Mitte zu finden

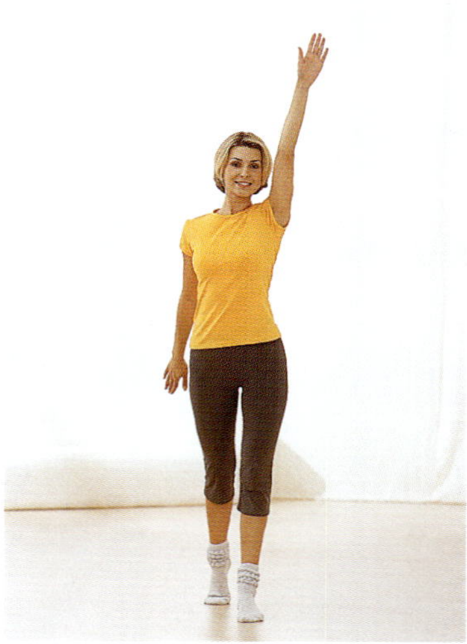

Mit der I-Übung den Raum erobern.

Bewegungsbegrenzung und der freien Bewegungsentfaltung unterstützen. Eine aus dem eigenen Zentrum gesteuerte Bewegungsführung hilft, die Grenzen der Belastbarkeit und die Möglichkeit der Leistungserweiterung richtig einzuschätzen.
Von den heileurythmischen Vokalbewegungen gehört die I-Bewegung sicher zu den schwierigsten, aber auch zu den am stärksten befreienden.

1. In Schrittstellung gehen, das Gewicht ruht auf dem linken, vorderen Bein.
2. Nun den linken Arm nach oben, in einer leichten Seitabspreizung, in Richtung Decke führen. Den rechten Arm führen Sie in der Diagonalen nach un-

ten. Versuchen Sie dabei die Streckbewegungen durch den ganzen Körper zu führen und sich so groß wie möglich zu fühlen.
3. Dann die Seite wechseln.

O-Übung – die Verbindungsübung

Die Bewegungsform für den Vokal O ist ein leichtes Runden der Arme zu einem Kreis. Es entsteht das Erlebnis eines Innenraums, der bewusst gebildet wird, der aber durch die Arme auch Grenzen achtet und die Form bewahrt. Bei einer Krankheit, die zur Auflösung bestimmter Strukturen und Ordnungen neigt wie bei der Fibromyalgie, ist die O-Übung angezeigt.

Anstelle eines eigenen geschützten Innenraums erlebt der Patient besonders bei Erschöpfungs- und Ermüdungszuständen eine Kräfte verzehrende Leere. Die Umgebung hat keinen Zugang zu dieser Leere, und die Leere kann von der Umgebungswelt nichts aufnehmen. Behutsam »öffnet« die O-Übung den Zugang zur Mitte und hilft den Schutzraum zu bilden und zu bewahren. Bei Gelenksteifigkeit ist diese Übung besonders zu empfehlen, um Beweglichkeit zu erreichen.

1. Aufrecht hinstellen, die Arme hängen locker seitlich herab.
2. Nun beide Arme in einer langsamen, harmonischen Bewegung vor dem Körper nach oben führen. Im Idealfall sollten Sie die

O-Übung: mit den Armen einen Kreis bilden ...

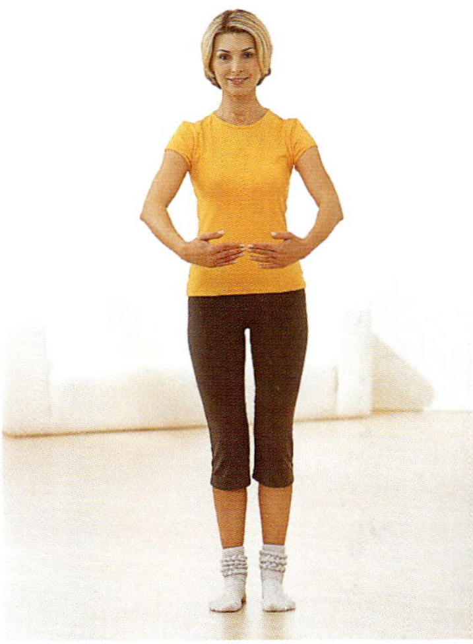

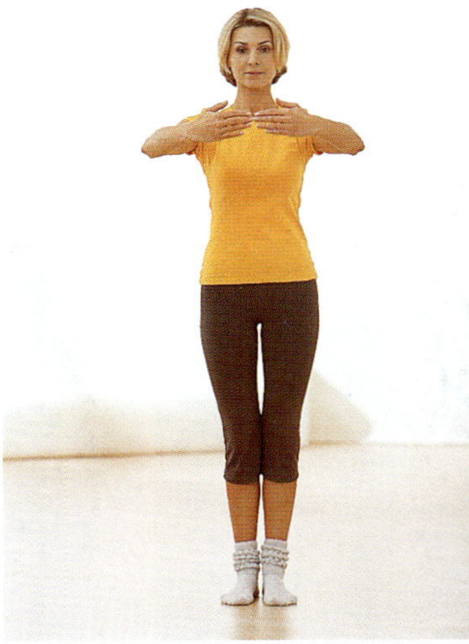

... und dann die Arme langsam nach oben führen.

Arme bis auf Schulterhöhe anheben. Bei Beschwerden können Sie aber die Kreisbewegung auch nach Ihrem körperlichen Wohlbefinden gestalten und variieren. Die Fingerspitzen sollten sich nicht berühren, sondern sich in einem Abstand von wenigen Zentimetern gegenüberstehen.

Variation

Bei starken Schmerzen in den Schulter- und Armgelenken kann die O-Übung auch mit kleinen Bewegungen der Finger ausgeführt werden. Hierbei bildet der Daumen mit jedem einzelnen Finger die runde O-Form.

U-Übung – die Stabilitätsübung

Als Letzter in der alphabetischen Reihenfolge kommt das »U«. Schon beim Sprechen ist dieser Vokal im Vergleich zu den anderen der ruhigste und zurückhaltendste. Dementsprechend ist die eurythmische Bewegungsgeste beim »U« eine eher langsame, die Bewegung beherrschende Gebärde. Die Fähigkeit, in sich zur Ruhe zu kommen, bei etwas bleiben zu können, zu etwas »stehen« zu können, ist das prägende Grunderlebnis bei diesem Vokal. Immer wenn Stabilität, Sicherheit und Konstanz fehlen, sollte diese Qualität geübt werden. Gerade da, wo sich die Instabilität am stärksten ausprägt, sei es in der eigenen Körperlichkeit oder im seelischen Erleben, ist die Aktivierung der stabilisierenden Kräfte eine wichtige Unterstützung.

1. Aufrecht hinstellen, die Arme hängen locker seitlich herab.
2. Nun die Arme in einem U vor den Körper führen, bis sie ca. zwei Hand breit auseinander stehen. Die Handflächen zeigen nach innen und stehen sich gegenüber, die Fingerspitzen weisen zum Boden. Die Bewegung ist behutsam, langsam, kontrolliert.

Variation

Sie können die Arme auch zum U nach oben in Richtung Decke führen.

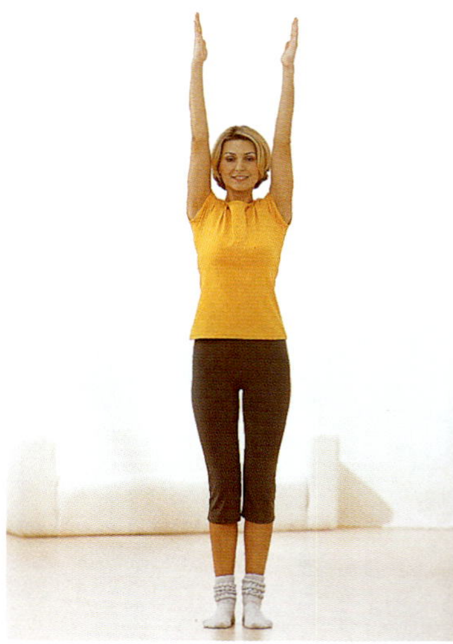

Variation der U-Übung mit zur Decke gestreckten Armen.

Konsonanten – vielfältige Bewegungen

Die Konsonanten sind in ihrer Bewegungsgebärde eher ein Abbild naturhafter Bewegungen, wie wir sie beispielsweise in den Qualitäten der vier Elemente Erde, Wasser, Luft und Feuer wiederfinden. Das Spektrum der charakteristischen Qualitäten der einzelnen Konsonanten reicht von leisen, ruhigen, fließenden, weichen, beweglichen bis hin zu festen, konturierten, in sich abgeschlossenen, schnellen und harten Eigenschaften. Je nach Krankheitssituation wird eine oder mehrere der genannten Qualitäten geübt und ein entsprechender Prozess im eigenen Organismus aktiviert und angeregt.

L-Übung – die Auflösung von Verhärtungen

Die Übung hilft, Verhärtungen und starre Bewegungsmuster im Körper aufzulösen. Weitere Ziel sind eine Mobilitätssteigerung und Schmerzlinderung bei Bewegungseinschränkungen. Seelische und körperliche Verhärtungen werden entkrampft, die Vitalität belebt und gestärkt. Auch die Blutzirkulation wird angeregt und rhythmisiert.

Die L-Übung ist eine fließende, aus der Schwere (von unten) in die Leichte (nach oben) führende Bewegung der Arme und Hände. Das Bild vom Wachstum eines Baumes kann hier hilfreich sein. Der Baum wurzelt tief in der

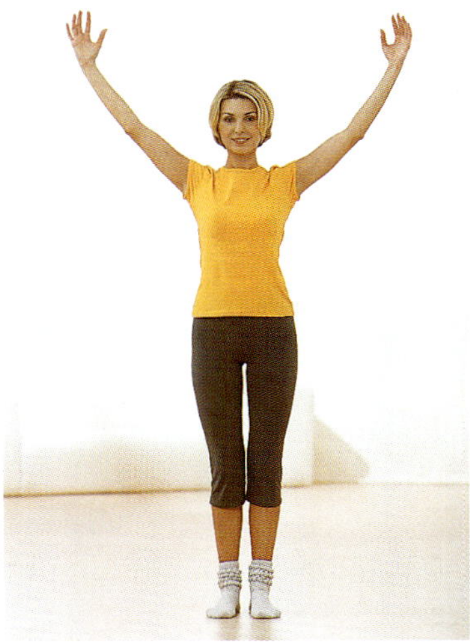

Bei der L-Übung zeichnen Sie einen Baum.

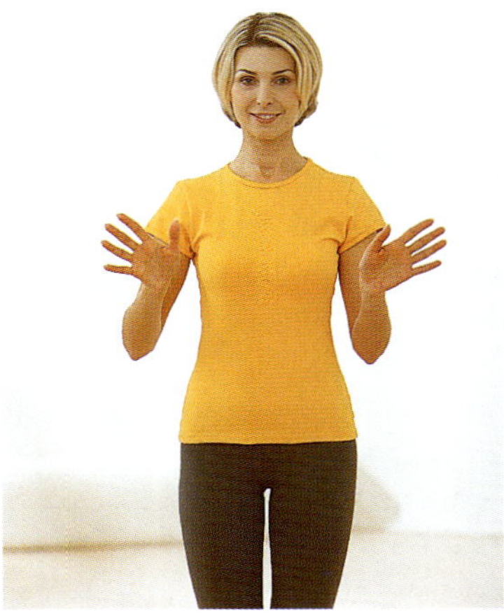

Variation der L-Übung.

Mit der L-Übung Versteifungen lösen

Erde, überwindet die Schwerkraft in der Bildung des Stamms, die Äste breiten sich weiträumig in die Umgebung aus, und die Samen fallen zur Erde zurück. Damit ist der Kreislauf geschlossen. Die Bewegungsgeschwindigkeit gleicht einem ruhig fließenden Wasser, das schwerelos und ohne Unterbrechung alle Hindernisse überwindend immer weiterströmt. Die entgegengesetzten Qualitäten Schwere und Leichte sowie Zusammenziehen und Ausdehnen bestimmen den Gestaltungsablauf der Bewegung.

1. Aufrecht hinstellen, die Arme hängen locker seitlich herab.
2. Nun mit beiden Armen und Händen die Form eines »L« oder eines Baums von unten nach oben und wieder nach unten in die Luft zeichnen.

Variationen

- Bei lokalisierten Schmerzpunkten oder Schmerzregionen wird die Bewegung im Kleinen gezielt durchgeführt, etwa mit dem Schultergürtel oder mit der oberen Rückenpartie. Die sanfte Drehbewegung der Schultergelenke löst und befreit und ermöglicht im weiteren Verlauf die Erweiterung des Bewegungsradius.
- Ebenso ist bei schmerzhaften Fingergelenken eine nur mit einzelnen Fingern ausgeführte L-Bewegung geeignet, Versteifungen zu lösen.

R-Übung – die Linderung von akuten Schmerzen

Die R-Übung dient zur Schmerzlinderung besonders bei Muskelverkrampfungen und kann auch bei akuten Schmerzzuständen eingesetzt werden. Die Beweglichkeit der Gelenke bessert sich, die Muskulatur wird gestärkt. Die Übung sorgt auch für eine verbesserte Durchblutung der peripheren Gefäße. Die seelische Leichtigkeit und Flexibilität werden ebenfalls angeregt.

Die R-Übung ist eine leichte, von der Körpermitte nach vorn »rollende« Kreisbewegung der Arme

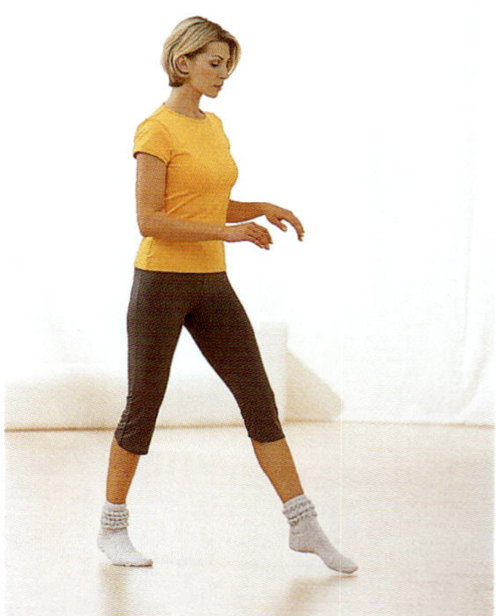

Bei der R-Übung führen Sie rollende Bewegungen ...

und Hände. Wie ein vom Baum gefallenes Blatt vom Wind hochgehoben und in wirbelnden Drehungen fortgerollt wird, so ist auch die R-Bewegung unbeschwert, dynamisch, freudig und heiter. Achten Sie darauf, dass die Bewegungen nicht mechanisch, fest oder stockend ablaufen, sondern immer eine Leichtigkeit behalten. Das kleinste Gelenk soll in Bewegung kommen.

1. Aufrecht hinstellen, die Arme hängen locker seitlich herab.
2. Nun mit den Armen und Händen vom Körper wegrollende Spiralbewegungen ausführen. Die Armbewegung wird von leichten Beuge- und Streckbewegungen des Rückens und der Schulterpartie begleitet.

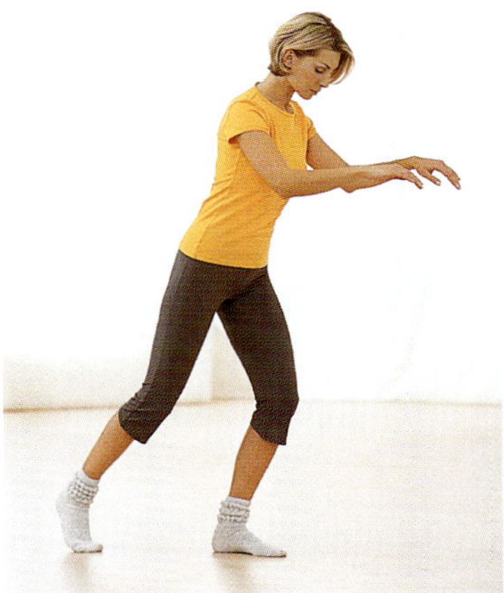

... von der Körpermitte nach vorn aus.

Variationen

- Bei starken Schmerzen empfiehlt es sich, den Bewegungsradius zuerst klein zu halten, zum Beispiel nur mit einzelnen Fingern leicht zu kreisen, um dann die Unterarmbewegung dazuzunehmen, bis schließlich die ganze Armbewegung möglich wird. Dasselbe gilt für die Rückenbewegung, beginnend mit einer minimalen, leicht schwingenden Beugung und Streckung.
- Die Übung kann auch im Stehen mit einem Bein ausgeführt werden. Bewegen Sie zuerst einzelne Zehen, dann den Fuß und dann das ganze Bein.

S-Übung – die Verbesserung der Koordination

Die S-Übung dient der Verbesserung der Bewegungskoordination und der Beherrschung vegetativer Unruhezustände. Die Übung führt zu einer Schmerzlinderung und Steigerung der inneren Stabilität im Sinne einer Selbstgestaltung und Selbstbestimmung.

Die Bewegungsgebärde der S-Übung gleicht der Bewegung einer Schlange. Sie ist schnell, beherrscht, zielgerichtet und elastisch-beweglich. Ein Symbol der Anthroposophie, der Merkurstab, ist damit vergleichbar. Hier bewegen sich zwei Schlangen, von

S-Übung: eine wellenförmige Linie nachzeichnen.

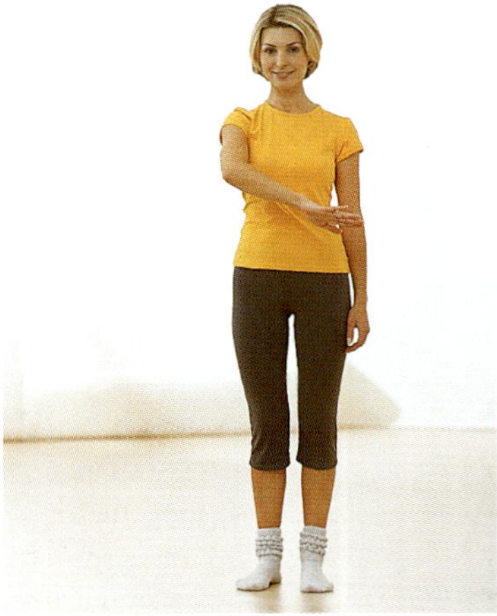

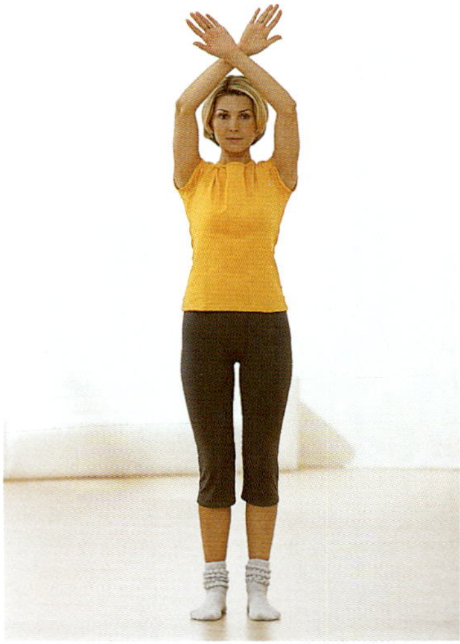

Zum Abschluss mit beiden Händen üben.

rechts und von links kommend, aufeinander zu. Der in der Mitte aufrecht stehende Stab symbolisiert die Fähigkeit der Beherrschung. Die Bewegungsführung des S-Lautes ist ebenso beherrscht, bestimmt und konturiert. Sie ist sogar scharf bis »schneidend«, trotz der den Schlangenbewegungen ähnlichen Rundungen.

1. Aufrecht hinstellen, die Arme hängen locker seitlich herab.
2. Nun die rechte Hand in einer kurvenförmigen Linie von unten nach oben und wieder zurück bewegen. Dieselbe Bewegung dann mit der linken Hand auf der linken Körperseite ausführen.
3. Dann beide Hände gleichzeitig bewegen, sodass sie sich in der Mitte kurz berühren. Dies erfordert eine gute Koordination der beiden Körperhälften. Ebenso erfordert die Formung und Strukturierung der Bewegungsdynamik viel Konzentration.

Variation

Die S-Bewegung kann auch im Kleinen mit den einzelnen Fingern oder mit den Füßen ausgeführt werden. Die Anregung der Beweglichkeit der peripheren kleinen Gelenke und der Muskulatur unterstützt die Feinmotorik und die Bewegungssteuerung in diesem Bereich.
S-Bewegungen mit den kleinen Gelenken können auch zentralisierte Schmerzen im Rücken in die Peripherie »ableiten«. Die Bewegungen wirken dadurch entkrampfend und schmerzlindernd.

M-Übung – die Aktivierung der Atmung

Die M-Übung eignet sich als Abschluss. Sie reguliert vegetative Funktionen und aktiviert die Atmung, lindert Schmerzen durch behutsame Bewegungssteuerung und -koordination. Das innere Gleichgewicht wird stabilisiert, die Selbststeuerung seelisch-emotioneller Faktoren aktiviert. Die Bewegungen werden in alle Raumrichtungen ausgeführt.

1. Aufrecht hinstellen, die Arme hängen locker seitlich herab.
2. Nun beide Hände leise in die Umgebung tastend mit den Handflächen von der Körpermitte nach vorn bewegen, bis beide Arme beinahe gestreckt sind.
3. Dann die Handflächen wenden und ebenso langsam und tastend wieder zur Körpermitte zurückführen. Diese beiden Bewegungen ein paar Mal wiederholen.
4. Auf der nächsten Stufe die Hände in beide Richtungen gleichzeitig bewegen. Die rechte Hand beginnt außen, die linke Hand an der Körpermitte. Die beiden Richtungen »außen nach innen« und »innen nach außen« müssen so koordiniert werden, dass sie in ein ausgewogenes Verhältnis zueinander kommen. Die Steuerung entgegengesetzter Bewegungsrichtungen verstärkt das Erleben der Mitte als Zentrum und gleicht eine zu schnelle, unter zu starkem Druck stehende oder eine stagnierende, zu langsame Bewegungsdynamik aus.

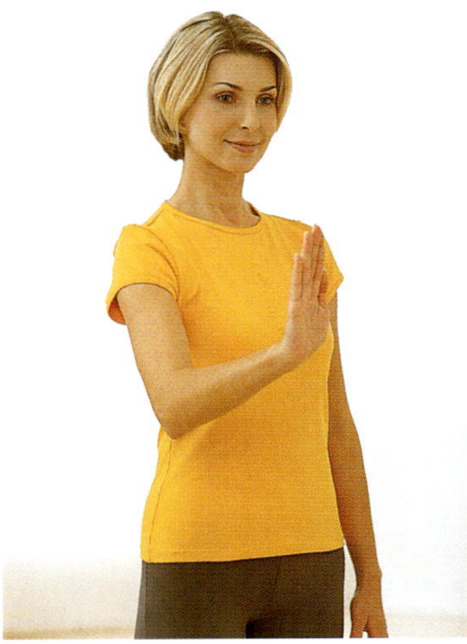

M-Übung: mit der rechten Hand in den Raum tasten.

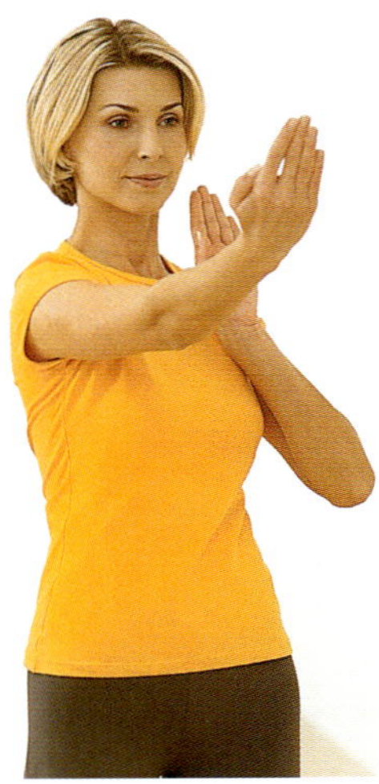

Zum Abschluss beide Hände entgegengesetzt bewegen.

Die soziale Absicherung in Deutschland

Ärztliche Begutachtung und Berentung

Seit 1996 ist die Fibromyalgie in den »Anhaltspunkten für die ärztliche Gutachtertätigkeit im sozialen Entschädigungsrecht und nach dem Schwerbehindertengesetz« des Bundesministeriums für Arbeit und Sozialordnung aufgenommen (Ziffer 26.18, Seite 134–136). Damit wurde der steigenden sozialmedizinischen Bedeutung der Fibromyalgie Rechnung getragen. Das Problem der Objektivierbarkeit der Beschwerdensymptomatik und die fehlenden eindeutigen Diagnosekriterien lassen bei der Fibromyalgie keine Maßstäbe zu wie beispielsweise bei Arthroseerkrankungen und Wirbelsäulenschäden. Bei Gelenkverschleißerkrankungen lassen sich objektive röntgenologische Veränderungen leicht mit subjektiven Beschwerden in Einklang bringen, eine entsprechende tabellarische Einstufung kann ohne größere Probleme vorgenommen werden.
Da bei der Fibromyalgie objektivierende Untersuchungen nicht verfügbar sind, werden vergleichbare Erkrankungen für die Bewertung herangezogen. Hierbei handelt es sich um Krankheitsbilder mit vegetativen, psychovegetativen und psychischen Symptomen, Neurosen, Persönlichkeitsstörungen, Leistungseinbußen, gestörter Schmerzverarbeitung und Funktionsstörungen.

Klassifikation nach der WHO

International hat sich die von der WHO (Weltgesundheitsbehörde) benannte ICIDH-Klassifikation (International Classification of Impairment, Disabilities and Handicaps) bewährt. Hierbei werden die Körperstörungen, die Verluste der allgemeinen Leistungserbringung, Aktivitätsminderungen, psychische Veränderungen und soziale Beeinträchtigungen festgehalten. Wichtig ist neben den objektiven Körperveränderungen das Ausmaß der Krankheitsfolgen und die sich für den Patienten daraus ergebenden Behinderungen und Lebensveränderungen. In die Beurteilung fließt auch die Bewältigung der Beschwerden mit ein.

Diese Vorgehensweise verlangt nach einer exakten Anamnese-Erhebung (Krankheitsgeschichte) und Dokumentation des genauen Krankheitsverlaufs.
In der Regel können Patienten, die stärker an Fibromyalgie erkrankt sind, keine größeren körperlichen Belastungen oder Arbeiten unter Zeitdruck und keine ausgedehnt langen Sitz- oder Stehbelastungen tolerieren. Auch motorische Tätigkeiten mit schnellen Wiederholungen, Schichtarbeit, Arbeiten in Zwangshaltung können sie nicht ausführen, außerdem sollten sie sich Kälte oder Nässe nicht aussetzen. Mögliche Gedächtnisstörungen müssen berücksichtigt werden. Es gibt allerdings große individuelle Unterschiede.

Leichte Übungen lindern den Schmerz.

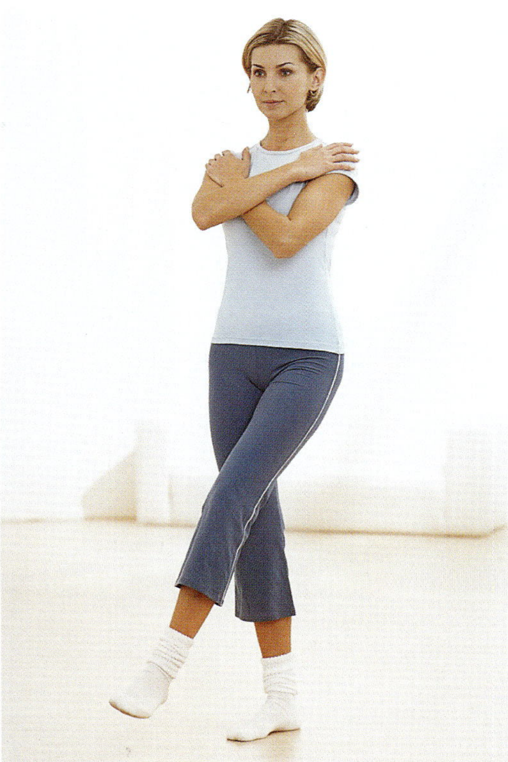

Den Grad der Behinderung festlegen

Die Begutachtung nach dem Schwerbehindertengesetz wird nach den oben genannten Kriterien vorgenommen, um den Grad der Behinderung (GdB) prozentual festlegen zu können. Zunächst ist bei geringen Behinderungen von 10 Prozent auszugehen mit vollschichtiger Belastung bei leichter Arbeitstätigkeit. Dieser Anteil steigert sich mit zunehmenden Einschränkungen im Bereich der vegetativen und psychischen Begleiterscheinungen auf 50 Prozent und darüber mit eventueller Feststellung der Berufs- oder auch Erwerbsunfähigkeit. Ab 50 Prozent Behinderung gilt man als Schwerbehinderter.

Der Kampf um die Anerkennung der Krankheit

Gerade bei dem Krankheitsbild der Fibromyalgie stellt sich auch heutzutage noch das Problem der fehlenden Anerkennung bei einigen Gutachtern. Immer wieder wird in wissenschaftlichen Veröffentlichungen die eigenständige Existenz der Fibromyalgie angezweifelt und diese Bewertungen teilweise auch in Begutachtungen mit übernommen. Der ärztliche Gutachter soll auf der Grundlage der vom Gesetzgeber erlassenen Richtlinien allerdings nur den Grad der Leistungsminderung des Patienten möglichst objektiv erfassen. In mehreren Studien konnte übrigens belegt werden, dass die erfolgreiche Durchsetzung von Rentenbegehren nicht zu einer Abnahme des Beschwerdenkomplexes führt. Das widerspricht Vorwürfen, Patienten würden das Beschwerdenbild zum Erhalt von finanziellen Zuwendungen missbrauchen. Aber auch ein anderes Vorurteil konnte in einer amerikanischen Untersuchung widerlegt werden: Fibromyalgie-Patienten hätten es bei der berechtigten Durchsetzung ihrer Ansprüche schwerer als Patienten anderer Erkrankungen. In dieser Untersuchung unterschied sich die Zahl der akzeptierten und abgelehnten Fälle bei der Fibromyalgie nicht von anderen Erkrankungen. Allerdings haben viele Patienten in Deutschland andere Erfahrungen gemacht.

Droht die Berufsunfähigkeit?

Die Fibromyalgie ist in ihrem Verlauf nicht vorhersagbar. Der individuelle Ausprägungsgrad schwankt zwischen den Patienten in erheblichem Maße. Es gibt keine speziellen Symptome oder Risikofaktoren, die die Entwicklung einer Berufsunfähigkeit sicher voraussagen lassen. Mit den heute zur Verfügung stehenden neuen Therapieansätzen kann man davon ausgehen, dass die Mehrzahl der Fibromyalgie-Patienten, wenn auch oftmals in verminderter Leistungsstärke, weiterhin beruflich tätig sein kann. In einigen Fällen wird eine berufliche Umorientierung notwendig werden, hier besteht für den bislang ausgeübten Beruf Berufsunfähigkeit.

... und die Erwerbsunfähigkeit?

Einem Teil der Patienten wird die Erwerbsunfähigkeit nicht erspart bleiben. In einer Untersuchung aus Großbritannien aus dem Jahr 1993 musste nach einem Zeitraum von 4 Jahren ungefähr die Hälfte der Fibromyalgie-Patienten aus dem Erwerbsleben ausscheiden. Diese Zahl ist heute bei verbesserten Therapien deutlich niedriger anzusetzen. Eine Untersuchung aus den USA zeigte, dass unter den Fibromyalgie-Patienten 9 bis 24 Prozent eine Erwerbsunfähigkeitsrente bezogen. Bei einer anderen Studie aus den USA für Patienten einer spezialisierten Universitätsklinik (mit einer entsprechenden Zahl schwerer Fälle) lag die Quote bei 30 bis 45 Prozent Berufsunfähigkeit. Eine weitere Untersuchung aus dem Jahr 2002 zeigt, dass die Wahrscheinlichkeit, als Fibromyalgie-Patient erwerbsunfähig zu werden, im Vergleich mit anderen Arbeitnehmern ungefähr doppelt so hoch ist. Aus Israel ist jedoch eine interessante kleinere Untersuchung bekannt, die besagt, dass keiner der dort untersuchten Patienten mit Fibromyalgie berufsunfähig wurde.

Soll man die Arbeitsstelle aufgeben?

Soweit es möglich ist, denken Sie nicht daran, Ihren Arbeitsplatz aufzugeben und eine Rente anzustreben. Was als Ausweg erscheint, ist in Wirklichkeit keiner. Nur ein kleinerer Prozentsatz muss tatsächlich schmerzbedingt jegliche Tätigkeit aufgeben. Mit Erhalt einer Rente wird sich Ihre Lebenssituation nicht unbedingt bessern. Sie sollten um den Erhalt Ihrer Arbeitsfähigkeit kämpfen. Versuchen Sie aber nicht, an Ihre alte Leistungsfähigkeit anzuknüpfen. Sehen Sie den neuen Tatsachen ins Auge und schätzen Sie Ihre Leistungsfähigkeit realistisch ein. Seien Sie sich Ihrer periodisch schmerzhaften Zustände bewusst, denken Sie daran, dass Ihre Konzentrations- und Merkfähigkeit beeinträchtigt sein können. Übersteigen die Arbeitsanforderungen Ihre Möglichkeiten, denken Sie über einen Berufswechsel oder auch über einen Arbeitsplatzwechsel nach. Auch wenn Sie weniger verdienen oder der neue Arbeitsplatz Ihnen anfangs nicht gefällt, müssen Sie realistisch nach Ihren körperlichen und mentalen Fähigkeiten gehen. Ein solcher Weg ist tausendmal hilfreicher für Sie als völlig aus dem Arbeitsleben auszuscheiden. Arbeit bedeutet Ablenkung, Herausforderung, soziale Kontakte, Selbstvertrauen, Selbstbestätigung und nicht zuletzt auch Spaß. Setzen Sie Ihre Körperkräfte angemessen ein, pausieren Sie, wenn es sein muss. Erliegen Sie nicht Ihren Leistungsanforderungen, sondern versuchen Sie Ihre Leistungsfähigkeit realistisch einzuschätzen und langsam und behutsam zu steigern.

Zum Nachschlagen

Adressen, die weiterhelfen

Dr. Siegbert Tempelhof
Messerschmittring 18
D-86343 Königsbrunn
www.dr-tempelhof.de

Pirko Ollilainen
Filderklinik
Im Haberschlai 7
D-70794 Filderstadt

Dr. Sigrid Flade
Angererstr. 38
D-80796 München

Deutsche Fibromyalgie-Vereinigung (DFV) e.V.
Postfach 1140
74741 Seckach
www.fibromyalgie-fms.de

Deutsche Rheuma-Liga (Bundesverband)
Maximilianstr. 14
53111 Bonn
www.rheuma-liga.de

NAKOS
Nationale Kontakt- und Informationsstelle zur Unterstützung von Selbsthilfegruppen
Albrecht-Achilles-Str. 65
10709 Berlin
www.nakos.de

Schweizerische Fibromyalgie-Vereinigung
Holzackerweg 16
CH-1732 Arconciel
www.fibromyalgie.ch

Schweizerische Rheumaliga
Renggerstraße 71
CH-8038 Zürich
www.rheumaliga.ch

Österreichische Rheumaliga
Ketzergasse 200
A-1235 Wien
www.rheumaliga.at

Internetadressen

www.patienten-information.de/selbsthilfe
www.fibromyalgie-org.de
www.fibromyalgie-aktuell.de
www.selbsthilfe-fibromyalgie.net
www.fibromyalgie-netzwerk.de
www.fibromyalgie-forum.de
www.w2.com/fibro1.html
www.fibromyalgia-associationuk.org
www.mabc.bc.ca/biblio/fibro.htm
www.ncf.ca/fibromyalgia
www.alternatives.com/bcfms
www.rheumatology.org/patients/factsheet/fibromya.htm
www.afsafund.org
www.myalgia.com
www.healingwell.com/fibro
www.fibrohugs.com
www.fmnetnews.com
www.nfra.net

Bücher, die weiterhelfen

Berg, P. A.: *Chronisches Müdigkeitssyndrom und Fibromyalgiesyndrom.* Springer Verlag, Berlin.

Chaitow, L.: *Fibromyalgia Syndrome.* Churchill Livingston, Edinburgh.

Mense, S., Pongratz, D.: *Chronischer Muskelschmerz.* Steinkopff Verlag, Darmstadt.

Moorahrend, U., Lautenschläger, J.: *Problemdiagnose Fibromyalgie.* Spitta Verlag, Balingen.

Pongratz D., Zierz, S.: *Neuromuskuläre Erkrankungen.* Deutscher Ärzte Verlag, Köln.

Räke, Martina: *Fibromyalgie erfolgreich behandeln.* Pflaum Verlag, München.

Riegel, A. M.: *Fibromyalgie – Fragen und Antworten aus Sicht der chinesischen Medizin.* Shaker Verlag, Aachen.

Starlanyl, D., Copeland, M. E.: *Fibromyalgia & Chronic Myofascial Pain.* New Harbinger Publications, Oakland.

Bücher aus dem Gräfe und Unzer Verlag, München:

Bohlmann, F. u. a.: *Natural Basics*

Flade, S.: *Allergien natürlich behandeln.*

Hamm, M., Bohlmann, F.: *Einfach abnehmen – Die Ideal-Diät.*

Johnen, W.: *Muskelentspannung nach Jacobson.*

Knophius, A.: *Säure-Basen-Balance.*

Langen, D.: *Autogenes Training.*

Lockstein, C., Faust, S.: *Relax.*

Meyer, E. A.: *Mineralstoffe und Vitaminpräparate.*

Sommer, S.: *Homöopathie.*

Tempelhof, S.: *Osteopathie. Schmerzfrei durch sanfte Berührungen.*

Tempelhof, S.: *Gesunde Gelenke – schmerzfrei und beweglich.*

Trökes, A.: *Das große Yogabuch.*

Unger-Göbel, U.: *Vitamine.*

Sachregister

Impressum

Programmleitung
Ulrich Ehrlenspiel
Redaktion
Barbara Fellenberg
Lektorat
Angelika Lang
Bildredaktion
Christine Majcen-Kohl

Fotoproduktion
Marcel Weber, München
Weitere Fotos
Agentur Focus Seite 19, 20
AKG Images Seite 107
Corbis Stock Market Seite 35
Gettyimages/Stone Seite 6/7, 9, 53
GU-Archiv Seite 30, 51 (N. Olonetzky), 68, 83 (Studio Schmitz), 15 (H. Vignati)
IFA-Bilderteam Seite 80, 82, 85
Jump Seite 17, 22, 25, 28, 36, 49, 55, 66, 70
Mauritius Seite 23, 33, 38, 58, 108
Okapia Seite 37, 87
Picture Press Seite 106
Stock Food Seite 27, 46/47, 74
Superbild Seite 10
Zefa Seite 62, Coverbild

Umschlaggestaltung
independent Medien-Design
Innenlayout
Heinz Kraxenberger
Herstellung
Petra Roth
Satz
EDV-Fotosatz Huber /Verlagsservice G. Pfeifer, Germering
Lithos
Repro Ludwig, Zell am See
Druck
Appl, Wemding
Bindung
Sellier, Freising

ISBN: 3-7742-6284-5

Auflage	4.	3.	2.	1.
Jahr	07	06	05	04

Wichtige Hinweise

Die in diesem Buch wiedergegebene Auffassung der Autoren weicht teilweise von der allgemeinen schulmedizinischen und wissenschaftlichen Auffassung ab. Auch zwischen den Experten des Fibromyalgie-Syndroms gibt es unterschiedliche Meinungen über diagnostische und therapeutische Maßnahmen. Jeder Leser ist aufgefordert, in eigener Verantwortung zu entscheiden, ob und inwieweit die in diesem Buch dargestellten Behandlungsverfahren eine Alternative oder Ergänzung zu anderen Verfahren darstellen. Jeder Patient muss sich im Klaren über die Grenzen von Eigenbehandlungen sein. Bei Vorliegen eines Fibromyalgie-Syndroms sollte auf jeden Fall ein medizinischer Experte hinzugezogen werden.

Geschützte Warennamen (Warenzeichen) sind nicht immer gekennzeichnet. Aus der fehlenden Angabe kann nicht geschlossen werden, dass es sich um freie Warennamen handelt.

DAS ORIGINAL · MIT GARANTIE · GU

Das Original mit Garantie

Ihre Meinung ist uns wichtig. Deshalb möchten wir Ihre Kritik, gerne aber auch Ihr Lob erfahren. Um als führender Ratgeberverlag für Sie noch besser zu werden. Darum: Schreiben Sie uns! Wir freuen uns auf Ihre Post und wünschen Ihnen viel Spaß mit Ihrem GU-Ratgeber.

Unsere Garantie: Sollte ein GU-Ratgeber einmal einen Fehler enthalten, schicken Sie uns das Buch mit einem kleinen Hinweis und der Quittung innerhalb von sechs Monaten nach dem Kauf zurück. Wir tauschen Ihnen den GU-Ratgeber gegen einen anderen zum gleichen oder ähnlichen Thema um.

GRÄFE UND UNZER VERLAG
Redaktion Körper & Seele
Postfach 86 03 25
81630 München
Fax: 089/4 19 81-113
E-Mail: leserservice@graefe-und-unzer.de

Umwelthinweis

Dieses Buch wurde auf chlorfrei gebleichtem Papier gedruckt. Um Rohstoffe zu sparen, haben wir auf Folienverpackung verzichtet.

GRÄFE UND UNZER

Ein Unternehmen der
GANSKE VERLAGSGRUPPE